D0841030

Visualización curativa

Gerald Epstein

Visualización curativa

Traducción de Jordi Vidal

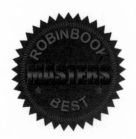

Este libro no pretende, en modo alguno, sustituir el criterio profesional del médico. En consecuencia, el lector deberá consultar con regularidad a un facultativo todo aquello que concierna a su salud y, en particular, cualesquiera síntomas que requieran diagnosis o atención médica.

Título original: *Healing Visualizations*
© Gerald Epstein
  Published by arrangement with Bantam Books, a divison of Bantam
  Doubleday Dell Publishing Group, Inc.
© Ediciones Robinbbok, SL.
Diseño de cubierta: Regina Richling
ISBN: 978-84-9917-363-4
Depósito legal: B-13.672-2014
Impreso por Sagrafic, Plaza Urquinaona, 14 7º 3ª, 08010 Barcelona

Impreso en España - *Printed in Spain*

Para Rachel...
cuyo nombre significa cordero.

Agradecimientos

Deseo expresar mi agradecimiento especial a algunas personas maravillosas que contribuyeron a hacer posible el presente libro. En primer lugar, doy gracias a Harris Dientsfry, un editor extraordinario, cuyos diligentes esfuerzos y sabios consejos llevaron esta obra a su forma definitiva. Y, por supuesto, el difunto Tobi Sanders, quien inició y moldeó la división New Age de Bantam Books, merece un reconocimiento por haberme encargado la redacción de este libro.

Perle Besserman es digna de mi gratitud por sus desvelos en la fase inicial de la presente obra; trabajó en un centenar de páginas, preparando el material para darle un volumen manejable.

Gracias especiales a la señora Colette Aboulker-Muscat, mi maestra en imaginación, cuyas enseñanzas impregnan mi comprensión y transmisión de las imágenes mentales.

Ginny Flint merece un reconocimiento especial por su inestimable labor en la realización de los dibujos que ilustran el libro. Y, por supuesto, ¿cómo podría haberse editado este manuscrito sin el trabajo de mecanografía de Carol Shookhoff y Lisa Wood?

Mi agradecimiento asimismo para Leslie Meredith, quien se enfrentó a la papeleta de hacerse cargo del libro tras el infortunado fallecimiento del señor Sanders, hasta su culminación. Y también para Rachel Blumenthal, quien me brindó un apoyo, estímulo y sugerencias incesantes durante toda mi labor.

Deseo dar las gracias a todas las personas que me ayudaron a inventar algunos de los ejercicios de imaginación, incluidos Sheryl Rosenberg, Greta Gruber, Jean Kadmon, Doctor Andrew Gentile y Doctora Viviane Lind, así como a mis pacientes, que prefieren el anonimato.

A todos los arriba mencionados, ofrezco mi gratitud y reconocimiento más sinceros.

Introducción:
El poder de la visualización

A principios de verano de 1974, pasé seis semanas en Jerusalén como profesor y psiquiatra invitado en la Hadassah Medical School. En aquel tiempo yo practicaba el psicoanálisis freudiano. Era un doctor en medicina de formación tradicional, especializado en psiquiatría, y me había convertido en psicoanalista. Tal carrera había constituido mi ideal desde que tenía 19 años, y la alcancé a los 37. Cuando fui a Jerusalén, creía que había aprendido «hechos» indiscutibles sobre la mente y que obraban en mi poder las respuestas clave sobre la vida mental. Ese verano en Jerusalén, sin embargo, mi comprensión de la mente y de las conexiones profundas entre mente y cuerpo sufrió una transformación. Una consecuencia de ello es el presente libro. Es el resultado de más de quince años de experiencia clínica eficaz, mediante la utilización de los vastos poderes imaginativos de la mente para curar trastornos físicos y emocionales y para diseñar un programa de salud y bienestar.

Conocí en Jerusalén a un joven que se había sometido durante tres años a un extenso tratamiento psicoanalítico, de cinco sesiones por semana, para librarse de una depresión crónica. Sus análisis habían obtenido magros resultados. Tras estos infructuosos tres años, acudió a una mujer que practicaba la «visualización mental», o, más concretamente, la terapia de «sueño despierto». Había realizado cuatro sesiones con ella –una por semana, durante un período de un mes–, y se consideraba curado.

A la luz de mi perspectiva freudiana, yo apenas si podía darle crédito. No obstante, el hecho era que en el plazo de un mes, con un tipo nuevo y distinto de terapia, su depresión había desaparecido.

Suscitado vivamente mi interés, me entrevisté con su terapeuta, Mme. Colette Aboulker-Muscat (contemporánea, según averigüé más tarde, del clínico francés Robert Desoille, quien desarrolló la técnica de visualización mental llamada «sueño despierto dirigido»). Este encuentro cambió mi vida. Comenté a Mme. Aboulker-Muscat que había tenido noticia de su extraordinario éxito con el joven depresivo, pero no había oído hablar nunca de su técnica terapéutica. Cuando intercambiamos algunas impresiones sobre la visualización mental recordé, y así se lo dije a Mme. Aboulker-Muscat, que la explicación de Freud a los analistas acerca del uso de la «libre asociación» era, en esencia, un ejercicio de visualización. En el ejercicio de Freud, el analista pide al paciente que *imagine* a ambos en un tren: el paciente se halla sentado junto a la ventanilla y describe al analista todo lo que ve.

Mme. Aboulker-Muscat respondió a esto con la pregunta siguiente: «¿En qué dirección se desplaza el tren?». Confieso que este aparente *non sequitur* me pilló desprevenido. ¿Qué relación tenía esto con la terapia? Temeroso de la posibilidad de dar una respuesta «errónea», contesté con cautela que los trenes se desplazan en dirección horizontal, e hice un gesto horizontal con la mano. Mme. Aboulker-Muscat efectuó un movimiento vertical con su mano y antebrazo, diciendo: «Bueno, ¿y si se cambiara la dirección a este eje?».

Ahora, unos quince años después, no acierto a precisar qué pensé en aquel momento. No estoy seguro de que lo supiera entonces. Lo que supe, y todavía sé como la verdad de ese momento, es que experimenté una sensación abrumadora de autoreconocimiento, lo que se denomina una experiencia «ajá». Era una epifanía. El movimiento vertical parecía liberarme de la prisión horizontal de lo dado, los modelos ordinarios de la causa y efecto cotidianos. Accedí a la libertad, y observé que la labor de la terapia –la labor de ser humano– contribuiría al conocimiento de la libertad, a traspasar los límites de lo dado hacia la novedad de la que todos somos capaces, y hacia nuestra capacidad de renovar y recrear. Eso es lo que la visualización mental, como he tenido ocasión de descubrir, hace posible.

Durante los nueve años siguientes estudié con Mme. Aboulker-Muscat como su discípulo en imaginación. Aprendí la unidad de mente y cuerpo, mental y física, y las técnicas terapéuticas de la terapia de sueño despierto, que me capacitó para ayudar a mis pacientes a acceder y utilizar directamente la unidad psicosomática. La terapia de sueño despierto es un profundo viaje experimental por la vida interna, empleando los sueños nocturnos o la conversación diurna de una persona como punto de partida para una exploración consciente. Los ejercicios de visualización que se incluyen en este libro son una forma de sueños despiertos, sueños que pueden convertirse en realidad.

¿Qué es la visualización mental? Expresado en términos breves, es el pensamiento de la mente en imágenes.

Existen numerosas formas de pensar. La más familiar para nosotros consiste en el pensamiento lógico. Desde el siglo XVII, esta modalidad de pensamiento ha gozado de precedencia sobre todas las demás porque es la base de la ciencia. No obstante, hay otras formas de pensamiento –formas ilógicas, intuitivas– que coexisten con el razonamiento lógico. Considere el caso en que se le ocurre una idea, concibe de repente un procedimiento nuevo de hacer algo, percibe una interpretación nueva o encuentra una solución inédita para un problema que parecía no tener salida. Este tipo de pensamiento recibe el nombre de intuición. Como el especialista en pedagogía Caleb Gattegno ha sugerido acertadamente, sin intuición no somos capaces de pensar en nada nuevo.

La visualización mental, al igual que la intuición, es una clase de pensamiento ilógico. El razonamiento lógico, discursivo, se emplea para establecer contacto con la gente en el mundo cotidiano y con lo que puede llamarse la realidad objetiva. La visualización mental es el pensamiento utilizado para establecer contacto con nuestra realidad subjetiva interior. Mi experiencia como médico que pide a sus pacientes que exploren su vida interior me ha demostrado que esta estructura de la vida interna está formada por imágenes.

El lenguaje de las imágenes se experimenta comúnmente bajo la forma de sueños nocturnos o diurnos. Cualquier persona que se familiarice con la visualización mental aprende casi de inmediato que podemos trabajar con este lenguaje con la misma facilidad con que podemos trabajar con el lenguaje oral. De hecho, la capacidad para comprender el lenguaje de las imágenes, y para comunicarse mediante el mismo, precede probablemente a la capacidad para comunicarse a través de las palabras. Es evidente, pues, que tomar conciencia del lenguaje de las imágenes tan sólo requiere, en esencia, que le dediquemos nuestra atención.

Tal como veremos, el rasgo más característico del trabajo de visualización reside en que puede ir acompañado de cambios fisiológicos. Los efectos físicos beneficiosos de la visualización no serían tan sorprendentes si concibiéramos comúnmente los aspectos mentales y físicos como las dos caras de un espejo que denominamos *cuerpo*. Pero durante trescientos años, la medicina occidental ha separado la mente del cuerpo. Tal vez le sorprenda saber que ningún otro sistema médico en la historia mundial, incluida la medicina occidental previa al siglo XVII, efectúa esa distinción.

Hoy en día, la medicina occidental ha empezado a explorar las conexiones entre la mente y el cuerpo. La medicina conductiva y la psiconeuroinmunología son dos ejemplos de este esfuerzo. Muchos estudios en el terreno de la hipnosis han demostrado de una forma más directa el impacto de lo mental en lo físico. Los investigadores han comprobado, por ejemplo, que los sujetos hipnotizados pueden autoadministrarse hiedra tóxica, o evitar tomarla, pueden ocasionar quemaduras y pueden eliminar verrugas.

Aun cuando la medicina occidental (y la ciencia occidental) es reacia a aceptar que la mente puede alterar el cuerpo, cree ya sólidamente lo contrario –que lo físico puede afectar lo mental– y utiliza con frecuencia esta conexión. Tranquilizantes, antidepresivos y anestésicos constituyen un ejemplo de ello. Puesto que es obvio que el cuerpo puede afectar la mente, ¿no es lícito pensar que el uso del poder mental, como la voluntad o la imaginación, puede afectar el cuerpo?

Mi experiencia clínica durante los últimos quince años ha aportado pruebas no sólo de los efectos de la mente en el cuerpo, sino también de la capacidad de la visualización mental para contribuir a la curación del cuerpo. He visto este poder curativo en un amplio abanico de trastornos y enfermedades físicos. Las afecciones en las que he ayudado a mis pacientes a tratar mediante el uso de la visualización mental incluyen la artritis reumática, la inflamación de próstata, el quiste ovárico, el carcinoma inflamatorio de pecho, erupciones cutáneas, hemorroides y conjuntivitis. Un amigo mío utilizó la visualización mental para curarse de un carcinoma hepático. Los doctores que le trataban le dijeron en 1982 que no había demasiadas esperanzas de recuperación, ni siquiera con los tratamientos de quimioterapia que empezaron a aplicarle. Decidió entonces emplear técnicas de visualización en combinación con el tratamiento quimioterapéutico durante dos años y, a partir de 1984, recurrió a la quimioterapia de forma discontinua, pero prosiguió su trabajo con la visualización. Hoy sigue siendo el único superviviente que se conoce de esta dolencia según fuentes del Memorial Cancer Sloan-Kettering Center de Nueva York.

Mientras que muchos informes sobre la eficacia de la visualización han sido anecdóticos, por cuanto se trataba de testimonios personales de primera mano, resultan tan relevantes y auténticos como los datos recopilados a través de métodos científicos naturales. Vale la pena mencionar que existen actualmente dos boletines científicos principales consagrados a la investigación en el campo de la visualización: *The Journal of Mental Imagery* (de la Universidad Marquette) e *Imagination, Cognition and Personality* (de la Universidad de Yale).

Dice un refrán popular: «No hay nada nuevo bajo el sol». Esta vieja sentencia es aplicable también al terreno, aparentemente nuevo, de la visualización mental.

El uso médico de la visualización se ha dado en muchas culturas del mundo durante siglos (en el Tíbet, la India, África, entre los esquimales y los indios americanos...), en algunos casos durante milenios. En el mundo occidental, como quiera que el ejercicio de la medicina evolucionó desde sus remotos orígenes en Egipto y a través de los tiempos bíblicos, la visualización fue una técnica esencial, y en ocasiones *el* tratamiento médico esencial para trastornos físicos, hasta aproximadamente el año 1650, cuando la ciencia natural y el pensamiento médico moderno empezaron a prevalecer.

En época más reciente, mientras la psicoterapia freudiana se extendía por la mayor parte de Europa, Inglaterra y más tarde América, una corriente que recurría al uso de la visualización pasaba prácticamente inadvertida. Se practicaba sobre todo en Francia, Alemania e Italia bajo la dirección de clínicos independientes, el más célebre de los cuales fue Carl Jung. Estos hombres, formados como médicos y psicólogos, empleaban sus métodos de visualización básicamente en el tratamiento de trastornos emocionales. Las técnicas que desarrollaban recibían nombres diversos, como sueño despierto dirigido (Robert Desoille), imaginación activa (Carl Jung), visualización afectiva guiada (Hanscarl Leuner), psicosíntesis (Roberto Assagioli). Su trabajo sentó las bases para el desarrollo de la aplicación de la visualización al tratamiento de enfermedades físicas.

Es poco conocido el hecho de que la figura más influyente de la psicología del siglo XX, Sigmund Freud, el hombre que inventó la terapia oral, utilizó en cierta ocasión con éxito imágenes mentales para tratar a un muchacho de 14 años que padecía un tic físico, y lo consiguió en una única sesión. Lo más irónico de este episodio consiste en que mientras este caso, tratado con medios no analíticos, fue completo y satisfactorio, no existe ningún caso exitoso de tratamiento psicoanalítico referido por Freud en los veinticinco volúmenes de sus obras publicadas. Fue el *único* tratamiento completo y satisfactorio que se menciona en los veinticinco volúmenes publicados por Freud y la única oportunidad en que Freud utilizó la visualización como técnica terapéutica.

Veamos el caso en cuestión tal como lo relató Freud en 1899, en *La interpretación de los sueños*:

> Un muchacho de catorce años acudió a mí para someterse a tratamiento psicoanalítico. Padecía de *tic convulsif*, vómitos histéricos, jaquecas, etc. Inicié el tratamiento asegurándole que si cerraba los ojos vería imágenes o tendría ideas, que debía comunicarme a continuación. Respondió en forma de imágenes. Su última impresión antes de presentarse ante mí fue revivida visualmente en su memoria. Había estado jugando a las damas con su tío, y ahora veía el tablero ante sí. Pensó en varias posiciones, favorables o desfavorables, y en movimientos no autorizados por el reglamento. Luego vio una daga sobre el tablero, un objeto que pertenecía a su padre pero que la imaginación del chico situó sobre el tablero. Algo más tarde pasaron por el mismo tablero una hoz y una guadaña. Por último, apareció la imagen de un viejo campesino segando la hierba delante de la alejada casa del paciente con una guadaña.

Freud ofreció al joven una interpretación de los símbolos. Pero el factor importante en este contexto es la técnica de Freud: una técnica a base de imágenes mentales. Tras este único tratamiento, según el propio Freud, el tic y otros síntomas del muchacho desaparecieron. El uso de la visualización por parte de Freud cesó también, al menos en apariencia.

El presente libro ofrece, por vez primera, una adaptación del trabajo de visualización mental para su uso en los problemas físicos y emocionales que propician un vasto surtido de dolencias comunes (y en ocasiones no tan comunes). Estos ejercicios le proporcionarán un punto de partida para participar de su propia curación. No estoy sugiriendo que deje de acudir a su médico ni cese de tomar medicación prescrita. Lo que ofrezco es un método adicional mediante el cual usted puede asumir una parte *activa* en su salud y en su restablecimiento

Quisiera dejar muy claro que los ejercicios aquí descritos no son un remedio definitivo. No son formas nuevas de afrontar experiencias corrientes. En lugar de eso, la visualización brinda una técnica para generar experiencias *nuevas*. En vez de limitarse a reaccionar a las experiencias, usted las crea, al igual que hace en su vida cuando se plantea intencionadamente un nuevo objetivo.

La organización del libro es muy simple. En primer lugar, explico la preparación mental elemental para practicar la visualización, algunos de los conceptos que encierra, y las técnicas físicas simples que requiere. A continuación, en el núcleo del libro, expongo ejercicios de visualización para utilizar en más de setenta y cinco trastornos físicos y emocionales, en orden alfabético. Vienen luego ejercicios de visualización poderosos que le ayudarán a mejorar o proteger su salud. Seguidamente enumero ocho consejos para ayudarle a desarrollar sus propias imágenes mentales, un procedimiento natural para la mayoría de la gente. Por último, terminaré con algunos comentarios breves sobre lo que yo entiendo como las implicaciones a gran escala de la visualización.

Básicamente, éste es un manual que explica cómo utilizar las imágenes mentales para contribuir a su propia curación y para ayudar a mantener su estado óptimo de salud

Me gustaría explicar el significado de este libro mediante una analogía que, a mi modo de ver, observa una enorme semejanza con la realidad de la vida. Yo considero nuestra vida individual como un huerto que debemos cuidar. Todos somos, en esencia, hortelanos responsables de nuestro propio huerto-realidad. En nuestra calidad de hortelanos, tenemos funciones especiales que cumplir, fundamentalmente desherbar, sembrar, y, por supuesto, cosechar.

Los huertos que están llenos de hierbajos no dan buenas cosechas. Las malas hierbas invaden las semillas e impiden que arraiguen y crezcan. La enfermedad, los trastornos y las creencias negativas son hierbajos a los que hemos permitido que infesten nuestro huerto personal. Emociones como la ansiedad, la depresión, el miedo, el pánico, la inquietud y la desesperación son también maleza. Las creencias y emociones negativas están íntimamente relacionadas con la enfermedad y el malestar. Ya no sorprende a nadie que admita la unidad básica entre cuerpo y mente que los investigadores hayan descubierto una correlación entre emociones negativas y una inmunidad vulnerable. De un modo similar, las creencias positivas nos aportan emociones positivas como el humor, la alegría y la felicidad, y los investigadores han comprobado que esas emociones positivas están relacionadas con respuestas inmunológicas saludables.

La visualización mental es una técnica que permite arrancar los hierbajos, las creencias negativas, y sustituirlos por semillas, o creencias positivas. Haciéndose hortelano de la propia realidad, la autocuración resulta posible.

La salud nos concierne a todos. Yo me he planteado a menudo por qué cedemos la tarea esencial de la autoconservación a personas ajenas. Una parte de la respuesta a esto es que no hemos dispuesto previamente de las herramientas que necesitamos para ayudarnos a nosotros mismos. La visualización mental es una de esas herramientas, y podemos usarla para cuidar de nuestro huerto y asumir la responsabilidad sobre uno mismo. Una vez se haya convertido en un hortelano activo, poseerá un mayor poder sobre su salud de la que probablemente se haya imaginado jamás.

Tales son la esperanza, poder, responsabilidad y libertad que podemos conquistar gracias a la visualización mental según se describe en los capítulos que siguen a continuación.

1. Imagínese su salud: Preparación para el trabajo de visualización

Un amigo mío padecía un resfriado terrible. «Me encuentro fatal, Jerry –me dijo–. «¿Conoces algún ejercicio de visualización que pueda ayudarme?»

Éste es el ejercicio que le prescribí, y que puede emplear cualquier persona para contribuir a curar un catarro común. El ejercicio se llama

El río de la vida

Cierre los ojos. Exhale tres veces para relajarse. Imagine que sus ojos se vuelven líquidos y muy brillantes. Vea luego cómo fluyen hacia dentro, convirtiéndose en dos ríos que bajan desde los senos hacia la cavidad nasal y la garganta, a la vez que su corriente arrastra todos los residuos, el dolor y la rigidez. Los ríos descienden por su pecho y abdomen, por las piernas, y desembocan como efluvios negros o grises que usted ve filtrarse profundamente en el suelo. Imagine que su aliento sale en forma de aire oscuro, y vea cómo sus desperdicios emergen con él. Sienta los ríos palpitando rítmicamente a través del cuerpo, y fíjese en una luz procedente de arriba que inunda los senos, la nariz y la garganta, al mismo tiempo que todos los tejidos se vuelven rosados y sanos. Cuando experimente el flujo rítmico y la luz invadiendo esas cavidades a la vez, exhale y abra los ojos.

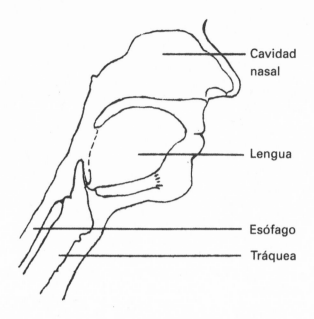

Cavidad nasal

Lengua

Esófago

Tráquea

Recomendé a mi amigo que realizara este ejercicio cada 3 horas, durante 3 a 5 minutos, hasta que su resfriado desapareciera. Dos días después, me dijo que había realizado el ejercicio durante un día y se había restablecido en seguida.

Una coincidencia, podrían pensar muchos. ¿Cómo es posible que unas imágenes mentales sobre ríos y luz produzcan algún efecto sobre los elementos fisiológicos que desencadenan un catarro? ¿Acaso los resfriados no terminan por desaparecer por sí solos? Quizá el pronto restablecimiento de mi amigo *fue* una coincidencia. Sin embargo, yo he presenciado regularmente durante más de quince años coincidencias similares en una amplia gama de trastornos, muchos de ellos bastante más serios que un simple catarro.

He escogido, para empezar, el ejemplo de mi amigo resfriado por dos motivos: primero, porque el catarro es una de las afecciones físicas más comunes; segundo, porque el éxito de mi amigo demuestra que el trabajo de visualización resulta muy fácil de hacer.

Algunos de mis amigos me han pedido con frecuencia que les sugiriera ejercicios de visualización para utilizar en toda suerte de molestias, crisis y enfermedades, y en líneas generales han constatado que esos ejercicios reportaban utilidad. La visualización no requiere un aprendizaje sutil ni una orientación extensa.

Hace poco tiempo, una amiga mía se rompió la muñeca. La trató un ortopedista, quien le dijo que ese hueso concreto tardaría tres meses en sanar. Un segundo ortopedista confirmó poco después tanto el diagnóstico como el pronóstico. Sugerí a mi amiga que acelerara la recuperación mediante el empleo del ejercicio llamado

Tejiendo el tuétano

Cierre los ojos. Exhale tres veces e imagínese los extremos del hueso tal como están ahora. Vea ambos extremos tocándose entre sí. Vea y sienta cómo el tuétano fluye de un extremo hacia el otro. Observe ese tuétano marrón transportado en unos canales azules de luz a través del flujo sanguíneo rojo, mientras las arteriolas se mueven en todas direcciones entre los dos extremos, tejiendo una red que junta ambos extremos. Mire cómo éstos se encajan perfectamente hasta que ya no pueda ver ningún indicio de fractura. Sepa que el hueso está ahora soldado, y abra los ojos.

Dije a mi amiga que repitiera el ejercicio cada 3 o 4 horas mientras estuviera despierta, durante un máximo de 3 minutos cada vez. Con este ejercicio, se obtendrían resultados significativos en un plazo de una o dos semanas. Al cabo de tres semanas, mi amiga acudió al ortopedista para pasar la revisión pertinente, y el médico constató que el hueso había sanado. El ortopedista quedó tan sorprendido que reexaminó de inmediato los rayos X, que confirmaron su observación inicial: en su experiencia, el tipo de hueso que mi amiga se había fracturado tardaba tres meses en sanar. El ortopedista no lograba explicarse los resultados que estaba viendo.

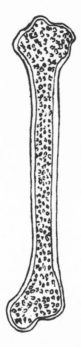

Mi amiga me confesó que, cuando abandonaba la consulta del médico, temblaba de excitación ante lo que había hecho por sí misma.

La visualización –la práctica de la visualización– *es* un procedimiento simple. Supone encontrar, descubrir o crear una imagen mental, una *forma* mental. Esta forma imaginada –pero real– posee todas las características de cualquier hecho, cosa o situación que podríamos ver en la realidad consciente de la vida cotidiana. La diferencia estriba en que, de manera distinta a los objetos que percibimos estando despiertos, esta forma imaginada no tiene volumen ni masa. En definitiva, carece de sustancia. No obstante, posee energía. Podríamos considerar esas imágenes como hijos nuestros. Las procreamos para que actúen en representación nuestra como agentes curativos. Entonces, merced a la energía que atesoran, siguen estimulando el proceso de curación por sí mismas.

Cuando descubrimos o creamos esas imágenes, estamos involucrados en un procedimiento de significación. Las imágenes son tan reales como nuestras emociones y tan significativas como nuestros sueños nocturnos. Obviamente, lo que creamos es una realidad subjetiva, pero aun así no deja de ser una realidad, con poder suficiente como para afectar nuestro cuerpo y contribuir a un mejor conocimiento de cómo somos.

Trataremos en el presente capítulo de cómo preparar nuestra mente para practicar la visualización mental y aprovechar nuestra realidad interna para que influya sobre la salud. No hay nada demasiado complejo en esto. Utilizaremos capacidades ordinarias y comunes a todo el mundo.

Preparación de la mente

Existen cuatro aspectos en la preparación de la mente para la visualización curativa. Los dos primeros forman parte de todo ejercicio de visualización. Yo denomino esos elementos *intención* y *tranquilización*. Los otros dos forman parte de la experiencia visualizadora en su conjunto. Yo los llamo *lavado* y *cambio*.

Intención

La visualización está vinculada directa y activamente a la intención, la acción mental que dirige nuestra atención y nuestros actos. Todos sabemos qué es la intención. «Tengo intención de tomarme unas vacaciones el mes próximo», decimos, y efectuamos planes en consecuencia. La intención nos guía en asuntos importantes y triviales. Cuando usted enciende el televisor, es porque tiene intención de ver un programa. La intención es la expresión activa de nuestros deseos, canalizados a través de nuestros sistemas fisiológicos. Se manifiesta a menudo en forma de acción, ya sea física *o* mental. Dicho en términos sencillos, es lo que deseamos conseguir.

¿Qué tiene esto que ver con la visualización y la curación? Cuando realizamos un ejercicio de visualización, empezamos siempre por definir y aclarar nuestra intención, qué es lo que esperamos conseguir con el ejercicio. Así, por ejemplo, si usted desea curar un hueso roto, antes de iniciar el ejercicio se dirá que se dispone a hacerlo para soldar el hueso. Se está dando una instrucción interna. Podría considerarlo como una especie de programa informático para su mente, para que ésta se concentre sólo en el proceso en el que usted está trabajando. Cuando se diga a sí mismo que va a realizar una tarea concreta, y cuando esté muy convencido de ello, su éxito en el empleo de la visualización aumentará.

La intención depende de la voluntad, que no es más que el impulso o fuerza vital que nos capacita para tomar decisiones. Todos tenemos voluntad, y se refleja en las decisiones que tomamos a diario, durante todo el día, cuando nos levantamos, nos vestimos, vamos al trabajo, cumplimos con nuestras obligaciones... o leemos este libro. Todas estas acciones son actos de voluntad.

Cuando damos una dirección a la voluntad, entonces tenemos una intención. La intención es, pues, la voluntad dirigida, y resulta fundamental para todo trabajo de autocuración generado a través de la visualización. Mediante el uso de ésta, dirigimos la voluntad hacia nuestro interior para encontrar nuevos caminos por nosotros mismos que nos conduzcan a una salud mejor y a una vida más satisfactoria. Nos erigimos entonces en los dueños conscientes de nuestra vida.

En la rutina cotidiana de la vida, utilizamos básicamente la voluntad para concentrarnos en hechos externos: bien anhelamos conseguir algo de la realidad mundana, o bien deseamos manipular el mundo exterior según nuestras propias necesidades (o a lo que creemos que son nuestras necesidades). Olvidamos que podemos destinar la misma voluntad, la misma fuerza de intención dirigida hacia nosotros mismos para cambiar y ocuparnos de nuestra vida. La voluntad despierta, la intención consciente, se halla en el centro de la visualización curativa. A menudo encargamos el esfuerzo de ayudarnos a nosotros mismos a personas ajenas, a autoridades de todos los tipos, porque hemos sido condicionados para *no* emplear la voluntad en nuestro propio beneficio. La visualización curativa nos brinda la oportunidad de conquistar una mayor independencia y libertad. Algunos podrían vacilar a la hora de aprovechar esa oportunidad, pero una vez que experimentan sus beneficios se sienten animados en lugar de temerosos. Lo que tales personas deben tener presente es que nadie, ni siquiera ellas, se hace ningún daño cuando se concede la libertad –la autoridad– de utilizar sus imágenes mentales para contribuir a su propia curación.

Tranquilización

El segundo requisito de la preparación de nuestra mente para la visualización curativa es lo que yo llamo tranquilización.

El entorno curativo requiere dos clases de tranquilización: externa e interna. La tranquilización externa nos ayuda a concentrarnos en la tarea de profundizar en uno mismo. Las distracciones y preocupaciones de la vida diaria impiden este tipo de atención. No necesitamos un monasterio ni una cueva para la práctica de la visualización, pero debemos evitar los efectos perturbadores de ruidos inquietantes.

Por otro lado, determinadas clases de ruidos pueden contribuir a la consecución de la tranquilización interna: el trino de los pájaros, los ruidos de los agentes meteorológicos, hasta el rumor lejano del tráfico (¡incluso las bocinas!). Si no nos alteramos ante esos ruidos o tratamos de ignorarlos, pronto pasarán a formar parte del ejercicio. Si realiza esfuerzos activos por aislarse del ruido, estará usted demasiado ocupado atendiendo al mismo, y «bloqueará» el proceso de visualización.

Algunas personas me han dicho que realizan sus ejercicios en el metro o en el autobús, lo cual me demuestra lo agobiante que puede ser el escenario de la visualización. Por lo tanto, yo no recomiendo esta práctica (a menos que trabaje con un trastorno que requiera efectuar un ejercicio muchas veces al día y deba hacerlo, quizá, en ambientes muy cargados), porque entraña el riesgo de incorporar la tarea de visualización a las actividades habituales de cada día. La visualización, por muy sencilla que resulte, es una función especial, no un hábito más que añadir a su repertorio. No utilice los ejercicios de visualización como una diversión que le rescata del aburrimiento del viaje en autobús a su lugar de trabajo. La visualización curativa posee sus propias condiciones, y funciona mejor en un espacio aislado y, por consiguiente, en un momento aislado. Yo recomiendo, por lo general, que se realicen los ejercicios de visualización tres veces al día: antes del desayuno, al atardecer, y antes de acostarse.

El aspecto interno de la tranquilización es la relajación. Tal vez habrá advertido que los dos ejercicios de visualización que he descrito anteriormente empiezan con la instrucción de exhalar. Ya hablaremos más adelante sobre el modo de respiración más eficaz antes del comienzo de un ejercicio de visualización, pero quisiera señalar ahora que, para el trabajo de visualización que prescribo, exhalar una o más veces, según requiera cada caso, es suficiente para crear el grado de relajación apropiado.

La llamada relajación meditativa o profunda no resulta adecuada aquí. De hecho, podría hacerle menos consciente o incluso soñoliento, y menos sensible por tanto a la experiencia visualizadora. El objetivo no consiste en relajarse, sino en imaginar y recordar. La atención, o la consciencia potenciada, es el estado mental más deseable para nuestro trabajo, y la actividad imaginativa origina una atención incrementada.

Ahora bien, si usted está, por norma general, bastante tenso y el ejercicio de respiración no basta para propiciar una tranquilización interna, le propongo un ejercicio de relajación complementario en el capítulo 5. Pero recuerde que un estado de relajación «profunda» no es deseable.

Lavado

Un tercer aspecto del trabajo de visualización es el que denomino lavado. No todos los ejercicios de visualización implican un lavado, pero éste supone uno de los primeros pasos más importantes en abrirse uno mismo para convertirse en un todo.

La mayor parte de los sistemas médicos de la antigüedad empleaban procedimientos de lavado. Los médicos egipcios, por ejemplo, hacían del baño un requisito para la curación, al igual que todas las culturas conocidas del mundo antiguo, orientales y occidentales. Los romanos adquirieron fama por sus avanzadas técnicas de baño y purificación en sus termas. El balneario moderno y la hidroterapia europea son adaptaciones populares de esos procedimientos antiguos de lavado para inducir la curación. Los antiguos judíos instituyeron un rito purificador que llamaban *mikvah*, que suponía tanto un recordatorio de la necesidad de la salud personal como una forma de celebración del sábado judío (que era, de hecho, un día consagrado a la higiene).

La respuesta general al lavado se experimenta como una sensación de alivio, que la mayoría de nosotros siente en cierta medida cuando tomamos un baño o una ducha. La experiencia clínica confirma la significación interna del lavado. Considere los muchos trastornos y dolencias relacionados con la «oscuridad» y la «suciedad». Muchas epidemias agudas de infecciones bacterianas que diezman poblaciones en todo el mundo tienen su origen en entornos caracterizados por una salud pública deteriorada y condiciones higiénicas precarias. En nuestros días, las enfermedades crónicas se dan en ambientes donde el aire, el suelo y el agua están cada vez más contaminados.

Los desequilibrios mentales, incluidos los estados psicopáticos, se caracterizan por pensamientos «sucios», como fantasías sexuales violentas y actividades asociadas a un complejo de culpabilidad como la masturbación. Las personas que están muy deprimidas se hallan, con frecuencia, descuidadas físicamente y, al igual que los psicópatas, se tornan cada vez más sucias a medida que pierden interés en las relaciones sociales y carecen de la energía física necesaria para limpiar su cuerpo. Un ejemplo extremo, aunque cada día más común en la sociedad actual, reside en esas infortunadas personas desprovistas de hogar que van cargadas de bolsas de basura, irreconocibles como hombre o mujer bajo su capa de mugre. El significado original de insano era «sucio».

Cuando afirmo que el lavado es necesario para el trabajo de visualización, estoy hablando, por supuesto, de algo más que la higiene física. Sin intención de moralizar al respecto, sugeriría que estar sano equivale a estar «limpio» en todos los sentidos de la palabra. Hablando en términos éticos, debemos preguntarnos hasta qué punto somos «limpios» en nuestras interacciones con los demás. Muchas personas confían en librarse de la enfermedad como parte de su patrimonio. Sin embargo, se engañan a sí mismas si son incapaces de ver la relación entre enfermedad y conducta negligente, y las experiencias resultantes de culpabilidad y autocastigo... aun cuando pagan aparentemente por sus «acciones sucias».

¿Cuántas veces habremos oído la expresión «el cuerpo no miente»? En mi experiencia, eso se aplica tanto a nuestra salud moral y ética como a nuestros hábitos alimenticios, ejercicio, y actitudes ante el trabajo. En cada uno de nosotros, cada indiscreción moral o ética es registrada por nuestro cuerpo y puede influir negativamente sobre las actividades de nuestra vida física y mental.

Una indiscreción ética no sólo significa que usted engaña o hiere a alguien de una forma voluntaria. El problema es más complejo. Usted puede también engañarse a sí mismo.

En cierta ocasión, vino a verme un paciente aquejado de cáncer. Esta enfermedad llevaba afectando a su familia por el lado materno desde hacía cuatro generaciones. Para colmo de males, en cada generación, un hermano varón de la víctima de cáncer se comportaba de una forma vergonzosa, perturbadora y perjudicial para la familia. Todos los aquejados de cáncer eran cabezas de familia y conocían las actividades de sus hermanos. Todos ellos optaban por afrontar el problema por su cuenta y riesgo, llevando su sufrimiento y dolor en secreto.

En el caso de mi paciente, el hermano que asumía la función de oveja negra era un jugador empedernido que debía mucho dinero y arrastraba a su familia a la ruina. Mi paciente destinaba algunos de los ingresos familiares a saldar las deudas de su hermano. Su familia sufría y no sabía por qué razón. Mi paciente, en efecto, robaba sin querer a los suyos. Más aún, se negaba a poner en conocimiento de toda la familia lo que estaba pasando. Su vida moral se estaba viendo comprometida (era un hombre recto y honesto) por causa de su «apoyo» a la conducta negativa de su hermano.

En nuestro trabajo conjunto, mi paciente llegó a comprender que debía informar a toda la familia de la situación por la que atravesaba su hermano. Cuando lo hizo, se saneó el ambiente, y el resto de la familia acudió en auxilio del hermano. Como consecuencia de ello, éste se sometió a un tratamiento que incluía el ingreso en la asociación Gambler's Anonymous.

En cuanto a mi paciente, sintió que se quitaba un peso de encima, y empezó a entrar en una fase de recuperación.

Para curarnos por nuestra cuenta y riesgo, debemos empezar por «lavar los propios actos». Esto forma parte del acto de voluntad consciente que precede la abertura del ojo visualizador, forma parte de la decisión de efectuar un examen interior riguroso de uno mismo y estar abierto a la comprensión de lo que el cuerpo y las sensaciones propios nos dicen. Mediante el uso de imágenes, podemos desterrar la negativa de que algo marcha mal, solventar los propios errores y encender una luz sobre nuestras tendencias destructivas habituales. Luego podremos afrontar nuestras dolencias personalmente para curarlas. El lavado forma parte de la curación, y uno y otro en conjunto crean un espacio para que surjan tendencias nuevas y saludables, para propiciar una evolución y una unidad renovadas y positivas.

Un ejercicio visualizador de lavado supone también una forma maravillosa de prepararse para cada jornada. Le propongo un ejercicio de lavado en el capítulo 5.

Cambio

¿A qué me refiero cuando afirmo que el cambio es un elemento de la visualización curativa?

Tanto los médicos cuánticos contemporáneos como los místicos chinos han declarado que lo que experimentamos subjetivamente como tiempo, nuestra limitada representación de la realidad, es de hecho el flujo continuo de cambio. Todo el sistema médico tradicional chino está, de hecho, basado en la premisa de que la enfermedad es un sinónimo de bloqueos de flujo, en otras palabras, de resistencia a la naturaleza mutable de las cosas.

Tratamos de aferrarnos a lo que consideramos como «situaciones positivas», y en ese intento nos cerramos, nos resistimos a la posibilidad del dolor o el sufrimiento, y de este modo nos introducimos de cabeza en el mismo dolor que tratamos de evitar. Resulta lógico pensar que el acto de aferrarse a algo impermanente, pretendiendo que es permanente, ha de conllevar dificultades. Con mucha frecuencia, la forma que esas dificultades adoptan es una dolencia física.

Todas aquellas personas que conozco que han utilizado la visualización mental afirman que «sentirse mejor» viene como consecuencia de «liberarse» —de cosas, ideas, prejuicios sobre uno mismo o los demás—, de abandonar el esfuerzo por interrumpir el flujo de los sucesos propios de la vida. No se muestran fatalistas ni se sientan a la orilla del río mientras dicen: «Lo que haya de ser, será». En lugar de eso, se desprenden activamente de la desesperación implicada en el intento por identificarse con experiencias, objetos y situaciones fijos y limitados. Conforme se profundiza en el proceso de liberación, aumenta también la sensación de bienestar. La visualización mental y la implicación en el proceso de cambio están indisolublemente vinculadas.

Esto puede ser debido a un fenómeno funcional del cerebro derecho-izquierdo, al hecho de que hemisferio derecho del cerebro parece conectado con la intuición y la imaginación, mientras que el izquierdo parece vinculado a las funciones de lógica, lenguaje y pensamiento racional. Dar rienda suelta a la imaginación, a imágenes no causales en vez de al pensamiento-lenguaje secuencial, nos capacita para entregarnos al flujo de las cosas. Cuando situamos la imaginación a su posición de igualdad con el pensamiento lógico, nos abrimos al cambio y la renovación. Nos autoconcedemos una oportunidad para disfrutar de la sucesión constante de ahoras a medida que van pasando.

Esto viene a resultar lo contrario de nuestra experiencia habitual, en la que nos concentramos con mucha mayor frecuencia en el pasado o el futuro. Cuando lo hacemos, prestamos atención a la discontinuidad en vez de al flujo. Nos conectamos con puntos fijos en torno a los cuales atamos una serie de criterios y significados perjudiciales.

Así, por ejemplo, pensamos en nosotros mismos como «graduado en el instituto superior el 7 de junio de 1953», o decimos que «el ataque a Pearl Harbor tuvo lugar el 7 de diciembre de 1941», y a continuación vinculamos a estos hechos una serie de pensamientos, recuerdos, sentimientos, proyectos y actitudes. Los acontecimientos asumen la forma de pequeños souvenirs, y nos rodeamos de ellos construyendo una especie de caparazón, una estructura que con el tiempo se vuelve cada vez más dura y difícil de traspasar en el curso normal de la vida. Si pudiéramos considerar el hecho por sí mismo, sin atribuirle ningún comentario, sin personalizarlo, juzgarlo, disfrutarlo o detestarlo de la manera a la que los seres humanos estamos tan acostumbrados, no seríamos prisioneros de las «identificaciones sentimentales» que pueden generar la enfermedad y el malestar de la infelicidad. Ello no implica que podamos ser jóvenes y sanos para siempre, pero sí que podemos envejecer con la airosa flexibilidad que tanto admiramos en los santos y los héroes, que en realidad no son distintos a los demás... salvo por su elevada capacidad para adaptarse a los cambios de la vida.

Una vez que nos adaptamos al cambio, podemos constatar la paradoja en la que vivimos muchos de nosotros. La mayoría tendemos a considerarnos como seres individualistas, aparentemente independientes e ingeniosos que actúan para forjar su propio destino. No obstante, al mismo tiempo, tenemos miedo a menudo de mostrarnos «distintos» a los demás. Aunque resulta muy satisfactorio pensar en uno mismo como una persona independiente, en realidad solemos resistirnos a nuevas formas de ver las cosas, que constituyen el verdadero emblema del individualismo y la independencia. Nos gusta considerarnos diferentes y más decididos que otras personas, y eso, en efecto, puede muy bien ser así. Pero para algunos de nosotros, este sentimiento puede ocultar un deseo de aprobación social, es decir, de igualdad.

En el mundo material, anhelamos destacar por ser más ricos, más «autosuficientes» que los demás, pero a medida que progresamos nos vamos adaptando a las normas establecidas por otras personas ricas. No hay duda de que se disfruta de una mayor libertad para satisfacer los propios caprichos cuando se tiene dinero, pero la gente rica puede hastiarse tanto de su vida lujosa como los demás nos cansamos del esfuerzo por ganar dinero. El cambio no se produce en aquellas personas que se limitan a alterar sus circunstancias externas.

El trabajo de visualización en nuestro cuerpo y mente es un principio en el proceso de liberarnos para convertirnos en seres verdaderamente individuales, para que podamos convivir fácilmente con el cambio. Capacitándonos para abandonar el mundo fijo de objetos y apariencias, la visualización mental nos ayuda a desterrar el comportamiento y las actitudes restrictivos que con frecuencia afectan negativamente nuestra salud.

Intención, tranquilización, lavado y cambio: éstos son los componentes de un estado de ánimo saludable. Encontrará estas actividades gratificantes en sí mismas y fuera de ellas. A medida que vaya leyendo, y aprenda cómo usar estos componentes para contribuir a la curación de sus dolencias y problemas particulares, se convertirá en una persona no sólo más sana, sino también más libre, dispuesta a experimentar algunas de las infinitas posibilidades que nos ofrece la vida.

2. El proceso de visualización: La conexión psicosomática

¿Qué ocurre en nuestra mente y en nuestro cuerpo cuando efectuamos un trabajo de visualización? ¿Cómo un fenómeno tan «insustancial» como la visualización altera la sustancia del cuerpo? Como ya hemos visto, la investigación científica no ha estudiado aún el fenómeno de la curación a través de la visualización de una forma seria y metódica, aunque determinados estudios han demostrado la existencia de un vínculo definido entre cuerpo y mente. Con todo, podemos examinar la experiencia clínica, el funcionamiento de nuestra vida y las ideas de otras culturas para adquirir una comprensión del proceso de visualización.

Emociones, sensaciones e imágenes

La clave del proceso de visualización mental reside en los vínculos entre emociones, sensaciones e imágenes.

Empecemos por las emociones. La gente suele interpretar las emociones como consistentes tan sólo en sentimientos como la felicidad, la ira, la satisfacción y la tristeza. Yo considero la emoción en un espectro más amplio, como nuestra reacción a los estímulos. Emoción significa literalmente «movimiento ante». En consecuencia, emoción equivale a movimiento, y el movimiento es la esencia de la vida, nuestro impulso vital. A veces, nuestros movimientos asumen la forma de sentimientos internos como la felicidad, la ira, la satisfacción o la tristeza, estados de ánimo que tienen una duración en el tiempo y que reverberan en nuestro interior. Otras veces adoptan la forma de actos físicos o reacciones abruptas, como los arrebatos de genio o sorpresa, que se descargan de inmediato. A mi modo de ver, no puede haber vida sin emoción, esto es, sin el movimiento que se experimenta en respuesta a los estímulos. La emoción es vida, y presenta la forma externa de acción o reacción y la forma interna de sentimiento.

Las emociones están íntimamente relacionadas con imágenes. Cada emoción puede manifestarse como una imagen. Existe un modo muy simple de comprobar esto por cuenta propia. Pídase «ver» algún sentimiento que tenga. Si es usted feliz, pregúntese qué aspecto tiene esa felicidad; si disfruta del deporte, plantéese cómo es ese disfrute; si aborrece la estupidez, trate de imaginar cómo se expresa esa estupidez. Le aseguro que en todos estos casos se le ocurrirá alguna imagen. Se trata de *su* imagen. Nadie más en el mundo percibe exactamente esa misma imagen. Es la expresión visual de su sentimiento. Las imágenes dan forma a las emociones.

En mis quince años de experiencia clínica trabajando con la visualización, no he encontrado ni una sola persona capaz de imaginar que fuera incapaz de concebir una imagen de sus sentimientos.

Una imagen es la expresión mental de un sentimiento. Pero hay también una expresión física: las sensaciones. Un sentimiento tiene determinadas sensaciones físicas asociadas a él. Cuando usted está enojado, por ejemplo, experimenta a menudo una compresión en el pecho. Cuando se siente feliz, suele experimentar una sensación de ligereza por todo el cuerpo. Así como un sentimiento tiene sensaciones físicas vinculadas a él, también las tiene una imagen. No hay imágenes desprovistas de sensaciones acompañantes.

En el trabajo de visualización, usted emplea sus imágenes para transformar sus emociones o sensaciones. En esencia, utiliza imágenes para crear y afectar su experiencia. Así es cómo funciona: A medida que usted trabaja en sus imágenes y las transforma, simultáneamente cambia y crea las sensaciones y emociones que las acompañan. En cuanto cambia la imagen, también lo hace la emoción, al igual que las sensaciones. Lo mismo que los términos de una ecuación, la emoción y la imagen son equivalentes, dos expresiones de la misma realidad, y la sensación está vinculada a ambas. Cuando usted transforma la imagen, transforma también toda la ecuación. Entonces se dará cuenta de que las imágenes son, en realidad, un camino hacia la buena salud, tanto física como mental.

El eje vertical de la visualización

Mi experiencia junto a Mme. Aboulker-Muscat me permitió descubrir que el trabajo de visualización tiene lugar fuera del reino mecánico de las causas y efectos. Tiene lugar, por así decirlo, por encima del suelo. Cuando Mme. Aboulker-Muscat me pidió que identificara la dirección de un tren, hice un gesto horizontal. Cuando ella movió su brazo hacia arriba, creando así un eje vertical, y me preguntó qué ocurriría si un tren se desplazara siguiendo ese eje, vi que el tren se liberaría de las causas y efectos ordinarios. Estaría por encima del suelo.

Yo creo que el trabajo de visualización tiene lugar en el eje vertical.

En el mundo ordinario de causas y efectos, todo es fijo y repetitivo. No cabe lo novedoso. Esta y esa acción provocan siempre esta y esa reacción. Tantas determinadas proteínas enlazadas en una determinada cadena forman siempre el mismo determinado aminoácido. Las mismas cantidades de ciertos productos químicos producen siempre la misma sustancia. El mundo de la física newtoniana es el mundo ordinario de causas y efectos.

Pero el reino humano es distinto del reino de la física. Vivimos en un mundo construido por nosotros en el plano físico, emocional y psicológico; un mundo, en definitiva, en el eje vertical. Y cuando practicamos la visualización, observamos que la vida humana obedece a algo más que a causas y efectos ordinarios. Poseemos la capacidad de hacer algo nuevo, e influir en la materia física que forma nuestro propio cuerpo. Si no fuéramos más que máquinas, sólo un mecánico podría aspirar a cambiarnos. Pero somos más que eso, y podemos cambiarnos nosotros mismos.

El trabajo de visualización intenta siempre situar a las personas en el eje vertical, que escapa a la gravedad a medida que se desplaza hacia arriba y permite a la persona huir de las restricciones ordinarias de la vida vinculada a la tierra. En los ejercicios del presente libro, usted se encontrará regularmente en el eje vertical. Cuando empiece a desarrollar sus *propias* imágenes para la autocuración, creo que se sentirá con frecuencia moviéndose hacia arriba, y luego hacia abajo mientras completa el ejercicio. Veamos un ejemplo: Un amigo vino a verme y me explicó de paso que padecía una conjuntivitis vírica. Le sugerí que se sacara los ojos, en su imaginación, de las cuencas, los lavara en aguas curativas, y proyectara una luz azul sobre las cuencas. Varios días después, cuando nos hablamos de nuevo, me informó que su ojo había empezado a mejorar en cuanto inició el ejercicio. Me preguntó cómo era posible que se encontrara siempre moviéndose hacia arriba para llegar a las aguas curativas. Le expliqué que el desplazamiento hacia arriba era la dirección de la libertad y la curación. Mi amigo había descubierto el eje vertical por sí mismo. (Me reveló también que, después de colocar sus ojos en las cuencas iluminadas con la luz azul, la exuberante vegetación de color verde oscuro que circundaba las aguas curativas había florecido de repente.)

Dada mi experiencia en el campo de la visualización, no me sorprendió constatar, en el estudio de otros sistemas médicos, que todas las culturas y tradiciones han relacionado el movimiento hacia arriba con la trascendencia, con el mito de volar, con la huida de las ataduras y limitaciones de la conducta y la actividad cotidianas, y con el descubrimiento de nuevas sendas, nuevos modos de ser.

Recomponerse a sí mismo

Cuando pensamos en la curación, pensamos en conformar un todo. Y conformar un todo supone recomponerse, y cuando estamos enfermos nos encontramos, en cierta medida, hechos a trozos.

El modelo para la función curativa de conformar un todo fue descrito más de cinco mil años atrás en el antiguo Egipto en el mito del dios Osiris, asesinado por su hermano Set. Despedazaron su cuerpo en catorce trozos, cada uno de los cuales fue enterrado en un lugar distinto de Egipto. La esposa de Osiris, Isis, *re-cogió* esos trozos escondidos y devolvió a Osiris a la vida *re-componiéndole*, ensamblando todos los miembros en un todo.

Recomponer significa literalmente volver a ensamblar una parte del cuerpo con otra. El cuerpo consta de elementos físicos, mentales y emocionales. Acoplar las partes del cuerpo incluye estos tres planos. Recomponer equivale también a recordar. Recomponer es, por tanto, restablecer la integridad del cuerpo recordando su unidad y acoplando la mente y el cuerpo entre sí. La visualización es el procedimiento mental de recomponer y recordar. El acto de ver en imágenes equivale a ver en conjuntos, y es la analogía mental de la recomposición física.

Si la salud y la integridad van asociadas al recuerdo, se deduce que la enfermedad está vinculada con el olvido. Cuando hemos perdido nuestra unidad, que es lo que la enfermedad nos anuncia que ha ocurrido, significa que nos hemos olvidado a nosotros mismos. La cirugía puede suponer un intento de recomposición en el plano físico. La visualización es el procedimiento análogo en el plano mental, y puede propiciar la recomposición a nivel físico.

En la antigüedad, filósofos como Platón consideraban el individuo como un pequeño mundo que era una versión reducida de los mundos nacional y cósmico. El médico visualizador está en línea con esa tradición metafísica. Cualquier ruptura en el vínculo entre el individuo y el mundo superior –el mundo de la familia o el mundo aún más amplio de la sociedad– exige una reparación en toda la línea. Cuando un individuo recompone su historia personal, se produce un «efecto onda» positivo que contribuye, en último término, a reestructurar la familia entera de la humanidad.

Aquí es donde termina la terapia de visualización y empieza la curación en el sentido de unificación, donde el «paciente» se convierte en «persona» al tender hacia la autorrenovación total más allá de la curación de los síntomas, y donde ya no hay necesidad de que el médico actúe como un guía.

Cuidado y curación

Curación significa el final de los síntomas. El primer paso en el proceso de curación se da cuando usted empieza a *cuidar* de sí mismo. La medicina visualizadora enfatiza en gran medida que la persona contribuye a curarse a sí misma, que se erige en su propio curador en tanto le resulta posible. (Obviamente, si usted, pongamos por caso, se rompe una pierna, no debe creer necesariamente que todo cuanto requiere es unas cuantas dosis de visualización para reparar la pierna.) La práctica de la visualización mental está encaminada a ayudarle a descubrir y utilizar sus propios recursos inherentes, a facilitarle las herramientas con las que podrá contribuir a su curación y a potenciar lo que usted haga bajo las instrucciones de su médico.

Yo he comprobado que ayudo mejor a mis pacientes encendiendo una chispa creativa en ellos y dejando que descubran sus propios medios de mantener el equilibrio en sí mismos. Yo no curo a mis pacientes; sólo ellos pueden curarse. Yo les enseño ejercicios de visualización, y les facilito por tanto las herramientas con que podrán cuidar de sí mismos. Es entonces responsabilidad del paciente crear su propia medicina en el acto de administrarla.

Cuando se orienta a alguien en el trabajo de visualización, la situación viene a equivaler a una conversación llevada en el lenguaje de las imágenes. Guía y paciente participan en una colaboración activa en la que cada acto imaginativo del paciente requiere que el guía sea igualmente activo en la «recepción» de las imágenes. La consecuencia de la plena implicación del imaginador es que éste recuerda tanto la información inherente como el poder de las imágenes que él ha evocado voluntariamente como herramientas para la curación. Y todo esto se cumple en estados de ánimo conscientes y ordinarios, sin necesidad de una mayor ayuda por parte del guía. Se invita al imaginador a que recuerde la imagen y lo que ésta sugiere, a que no la olvide en espera de alguna situación externa o signo subliminal que la lleve a la acción.

En la medicina visualizadora, cuando mi instrucción llegue a su fin usted se habrá convertido de paciente a autocurador. Lo mismo que el ejercicio físico, las actividades de visualización resultan más efectivas cuando se practican de forma regular. Sus beneficios son inmediatamente gratificantes y acumulativos, y aportan un nuevo equilibrio al trastorno del que usted ha estado aquejado.

Mantener este nuevo orden es responsabilidad suya, y se trata de una tarea progresiva. Las personas que tienen una imaginación creativa y la disciplina para usarla de una forma estructurada sobre una base regular son más capaces de mantener el orden y equilibrio en su vida que aquellas que se recostarían (literalmente) y dejarían la responsabilidad de su curación en manos de un médico o terapeuta. Pero *todo el mundo* puede aprender a emplear las técnicas de visualización de una manera efectiva. En cuanto haya puesto a trabajar su imaginación, advertirá que se siente más esperanzado y optimista debido a la luz interna de la visualización que ilumina su existencia.

Esta esperanza es realista. La diferencia entre las ilusiones y la esperanza realista estriba en que las ilusiones suelen conllevar alguna experiencia negativa, como la duda o la ansiedad. La esperanza realista no presenta ese componente negativo. Es una estimación sobria, y brinda a menudo una sensación de sosiego.

Algunos pacientes no desean establecer una relación más de igual a igual con su médico. Se aferran a sus viejas dependencias, y entienden más conveniente recurrir a ayuda externa para la resolución de sus problemas. Los alienados y solitarios saben que su contacto con el médico es una de sus pocas relaciones humanas. Perpetúan este contacto asumiendo plenamente su papel de paciente enfermo que depende de un profesional para sobrevivir. Se sienten tan impotentes y faltos de energía que desean que el médico realice todo el trabajo, sin que ellos asuman responsabilidad alguna para su propia curación. Pero la visualización puede ayudar también a esos pacientes a descubrir fuentes internas de energía.

Yo he tratado una y otra vez de mostrar a las personas lo importante que es para ellas curarse a sí mismas. Entiendo perfectamente que cuando alguien padece un dolor, se hace difícil prescindir de un «remedio de urgencia». La aspirina obra milagros a la hora de mitigar una jaqueca y permitir a su usuario reintegrarse de inmediato a sus actividades. Pero cuando se explora el dolor con el ojo interno de la imaginación, se descubre la significación expresada en ese dolor, y resulta posible curarlo en los niveles mental y físico de la unidad psicosomática. Estos resultados son, por supuesto, más duraderos y profundos que los que propicia la simple ingestión de una píldora.

La escisión psicosomática

A lo largo del presente libro encontrará referencias frecuentes a la «unidad psicosomática». Como usted ya debe de saber, un buen número de personas, incluida la mayoría de médicos y científicos, no consideran el cuerpo y la mente como una sola unidad. Desde mediados del siglo XVII, la ciencia ha tratado el cuerpo físico como una entidad autónoma que poco o nada tiene que ver con la mente o las emociones. Incluso Freud, quien contribuyó a subrayar el poder de las emociones, y los psicológos modernos comparten esta idea. Dicho en términos simplificados: los médicos afirman que sólo existe el cuerpo; los psicólogos declaran que las emociones existen, pero no ven ninguna conexión integral entre las emociones y la sustancia física del cuerpo.

En el proceso intelectual de escisión del cuerpo respecto de la mente, cada uno de ellos ha sido reducido a unidades cada vez más pequeñas, de manera que han surgido especialidades médicas rígidas para ocuparse de las afecciones del oído, el pie, el cerebro, la psique, etc. En realidad, no ha habido nunca una separación psicosomática, ni podrá haberla jamás. Cuerpo y mente son dos aspectos de la misma experiencia humana: el cuerpo es cuantitativo, la mente es cualitativa. Así, incluso si un clínico no logra localizar un desequilibrio físico que explique sus molestias físicas, y le dice: «Todo eso está en su mente», sigue existiendo un problema físico. Si está en su mente, está también en su cuerpo. Una y otro son análogos entre sí.

El espejo físico-emocional

La perspectiva psicosomática nos permite constatar que los síntomas físicos son un reflejo de trastornos emocionales, están directamente relacionados con las emociones. Es decir, el cuerpo es físico y emocional a la vez. Estos dos componentes son como las dos caras de una moneda, inseparables, aun cuando uno de ellos puede permanecer oculto a nuestra vista mientras el otro se manifiesta de forma visible.

Ver el funcionamiento conjunto de lo físico y lo emocional puede resultarle muy beneficioso, puesto que cuanto más descubra de su propia persona, en el plano físico o emocional, tanto mayor será el control que tenga sobre sí mismo.

Tomemos el caso de un hombre que vino a verme porque padecía de insuficiencia coronaria, de manera que le costaba mucho respirar y se fatigaba fácilmente. Se había sometido a una operación a corazón abierto y a un régimen distinto de ejercicio y alimentación. No obstante, los problemas persistían. Declaró que se sentía triste y deprimido, lo que se sumaba a sus síntomas físicos. Durante la conversación que sostuvo conmigo sobre lo que sentía en relación con su modo de vida, descubrió que tenía un *corazón vulnerable* porque su esposa no le quería. Aquí estaba la clave. La melancolía de ese hombre no había provocado su afección cardíaca, ni ésta había originado su melancolía. Tanto su estado emocional como su condición física eran expresiones de la ansiedad que experimentaba por su matrimonio y el desamor que recibía de éste. Tal era el contexto en el que se manifestaba su dolencia. Esta dolencia era un *efecto* de un trastorno más amplio en la vida de aquel hombre. La operación a corazón abierto había tratado uno de los efectos del trastorno. Ahora debía enfrentarse a la causa contextual de su enfermedad.

Cada parte del cuerpo físico tiene su homólogo emocional. Cuando percibimos este significado emocional, nos abrimos a un contexto más amplio con el que relacionar nuestro cuerpo. Esto significa que cada síntoma o síndrome tiene un origen hacia el cual ese síntoma nos llama la atención. Sin este conocimiento, solemos prestar una atención mínima al proceso de curación, y no nos preocupamos más que de librarnos del molesto síntoma.

Con frecuencia, si el síntoma no resulta excesivamente fastidioso, no hacemos nada al respecto y el síntoma acaba por desaparecer con el tiempo. En tales ocasiones, se desperdicia la oportunidad educativa que brinda la enfermedad. Por suerte o por desgracia, según el punto de vista de cada cual, los síntomas reaparecen a menudo con mayor intensidad incluso, y nuestra unidad psicosomática nos ofrece una nueva oportunidad para comprender con mayor claridad cómo somos.

En la relación de trastornos que figura en el capítulo 4, trataré de introducir algunas indicaciones sobre el contexto y significado de cada tiempo mientras describo ejercicios de visualización para los problemas comunes que nos interesa tratar. La mayor parte de nuestros desequilibrios físico-emocionales conllevan relaciones significativas, o bien cuestiones morales o éticas. La revisión frecuente de estos factores contribuye a la consecución de un remedio. Es probable que advierta, durante la realización de algunos de los ejercicios de visualización que propongo, una serie de preocupaciones sociales o interpersonales que le llamarán espontáneamente la atención. Deje que su cuerpo y su mente le hablen, y concédase la oportunidad de escucharles.

3. Práctica de una visualización eficaz: El camino hacia la integridad

La visualización tiene una eficacia directamente proporcional a la eficacia con la que usted pueda apartar sus sentidos del mundo exterior y dirigirlos hacia su realidad interior. Vuelto hacia dentro, podrá crear una imagen mental que estimule su cuerpo físico. La imagen acudirá a usted por sí misma en tanto que dirija su voluntad y atención hacia el interior, lejos del mundo externo.

Postura corporal para la visualización

La postura corporal más efectiva para la práctica de la visualización consiste en sentarse en lo que yo llamo la postura del faraón: siéntese erguido en una butaca o silla de respaldo recto, con los brazos cómodamente recostados sobre los brazos del asiento y las manos abiertas, con la palma hacia abajo o hacia arriba, como prefiera. Los pies deben descansar planos en el suelo. No cruce los brazos ni las piernas durante el período de visualización, ni los ponga en contacto con cualquier otra parte del cuerpo. Esta disposición de manos y pies forma parte de la técnica para mantener la consciencia sensorial aislada de los estímulos externos.

En el curso de la historia, la postura del faraón era asumida por los reyes que consultaban sus principios internos antes de tomar una decisión. Es una postura que expresa la búsqueda de una guía interior.

Una silla de respaldo recto es lo mejor, porque la posición recta de la espina dorsal infunde una sensación consciente en nuestra atención. La postura tendida, horizontal o recostada, se

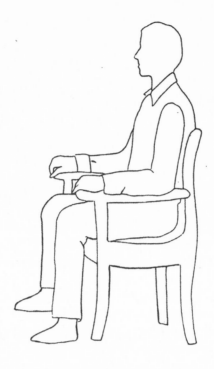

asocia con el sueño, y reduce la elevada consciencia que se requiere para una correcta visualización.

Sentarse con la espalda erguida facilita asimismo la respiración: los pulmones necesitan esta postura vertical para dilatarse al máximo. Y la consciencia de la respiración, como todos los médicos y curanderos de la antigüedad sabían, propicia una mayor sensibilidad y atención a los procesos mentales. Sintonizamos mejor con nuestra vida interna cuando nos hacemos más conscientes de nuestra respiración.

Mientras que la postura del faraón es ideal para la visualización, hay casos en los que ésta debe aplicarse de inmediato, por ejemplo, cuando se experimenta ansiedad. En tales situaciones, la visualización puede efectuarse de pie, dondequiera que se esté.

Respiración para la visualización

El juego de respiración resulta fundamental en cualquier experiencia dirigida hacia el interior de la persona. Quienes practican la meditación alcanzan un estado de relajación y sosiego contando las espiraciones que efectúan. Los chinos equiparan la respiración con la propia mente. Los ejercicios de yoga, el parto natural, el levantamiento de pesas, la marcha o cualquier otra actividad deportiva que requiere una intención concentrada, todo ello se basa en la respiración.

La mayoría de nosotros no somos conscientes, en líneas generales, de nuestra respiración. No solemos sentirnos cómodos cuando profundizamos en nuestra vida interna. Somos personas activas que experimentan la urgencia de conquistar el mundo externo y asumir el dominio sobre la naturaleza. Pero la vida interna procura el remedio a nuestros desequilibrios físicos y emocionales y la perspectiva de la armonía entre cuerpo, mente y espíritu. La respiración supone el punto de partida que permite que la involución hacia dentro tenga efecto, es el vínculo que nos capacita para descubrir nuestra visualización personal.

Con el fin de estimular la presencia de imágenes, órdenese a sí mismo estar tranquilo y relajado (su intención). Respire rítmicamente, inspirando por la nariz y espirando por la boca. Las exhalaciones por la boca han de ser más largas y lentas que las inhalaciones, que serán normales, fáciles, sin esfuerzo, es decir, no deben ser forzadas ni exageradas. La exhalación más prolongada que la inhalación estimula el principal nervio relajador del cuerpo: el vago. Originado en la base del cerebro, en la médula espinal, este nervio se extiende por el cuello y se ramifica hacia los pulmones, el corazón y el tracto intestinal. Sometido a la influencia de una exhalación prolongada, el vago desempeña un papel importante al rebajar la presión sanguínea, retardar el pulso, el ritmo cardíaco y las contracciones musculares del tracto intestinal, y reducir el ritmo respiratorio. Cuando estas funciones son poco activas, su atención está más predispuesta al trabajo de visualización.

Yo antepongo la exhalación a la inhalación porque la respiración para relajar el cuerpo empieza por una espiración, no una inspiración. La forma habitual de inhalación-exhalación nos estimula excitando el sistema nervioso simpático o excitatorio y la médula adrenal, que segrega adrenalina. La fórmula exhalación-inhalación, por otro lado, estimula el sistema nervioso parasimpático y el nervio vago, lo que ayuda al cuerpo a sosegarse y relajarse.

Cuando se sienta cómodo con su respiración y esté preparado para iniciar el trabajo de visualización, ordénese *espirar tres veces* (o dos veces, o una, según cada caso). Esto puede parecer extraño, pero es bastante simple. Primero espira, luego inspira; espira, inspira; después, espira de nuevo, totalizando tres exhalaciones por dos inhalaciones. Seguidamente ya puede empezar el ejercicio de visualización, respirando con regularidad.

Durante el ejercicio deberá concentrar su atención en las imágenes, y la respiración seguirá su propio curso. Cuando el proceso imaginativo haya terminado, podrá efectuar una espiración antes de abrir los ojos.

Le llevará tan sólo unos pocos segundos establecer este modelo de respiración inversa. Exhalar primero e inhalar después se convertirá en una segunda naturaleza una vez que haya aprendido a visualizar.

Si al principio no puede visualizar

Obviamente, no todo el mundo tiene la misma capacidad para visualizar. Para la mayoría de la gente, el procedimiento se asimila fácilmente, casi de inmediato. Otras personas tal vez deban dedicar un mayor tiempo de práctica hasta que puedan visualizar con soltura.

Le propongo a continuación algunos consejos para estimular su capacidad de visualización.

Si experimenta dificultades para realizar los ejercicios contenidos en este libro, observe imágenes o fotografías de paisajes naturales durante 1 a 3 minutos, luego cierre los ojos y trate de ver las mismas imágenes en su mente. Otro recurso consiste en recordar una escena agradable de su pasado, con los ojos abiertos. Luego cierre los ojos y trate de re-crear todos los detalles de la escena. Puede utilizar también sus sentidos no visuales. Por ejemplo, escuche un pescado friéndose en una sartén, los aplausos de un público o un tintineo de vasos; trate de utilizar perfumes u olores de intensidad diversa para evocar imágenes.

Si sigue teniendo problemas, puede ser que no utilice, o no perciba, las imágenes que acuden a usted. Podría sentir algo auditivo, somático (sentidos corporales) o cinestésico (posición del cuerpo), y sin embargo no *ver* esas imágenes. ¿Qué sentido utiliza o responde a él con mayor presteza? Por ejemplo, si usted es una persona auditiva, escuche el sonido del mar y vea las imágenes que se derivan del mismo. Cuando usted concentra de manera consciente su atención en aquello que siente, puede trasladarse lentamente de éso a la imagen visual relacionada. Todos los sentidos están conectados y se hacen visuales en cuanto usted se pide a sí mismo que describa su experiencia.

Algunas personas tienen el hábito de verbalizar en vez de visualizar, convierten imágenes rápidamente en palabras. Si éste es su caso, practique unos minutos mirando a su alrededor sin nombrar, etiquetar ni clasificar lo que ve. O mire una imagen de un libro o una revista, luego cúbrala y trate de recordar lo que acaba de ver describiéndolo en lugar de nombrándolo. Si empieza a nombrar cosas reflexivamente, recurra, sin reprocharse, a ver.

En general, cuando intente mejorar su visualización, haga un esfuerzo por relajarse (exhale profundamente tres veces y cierre los ojos), y deje que la visualización llegue por sí sola, esto es, *aguárdela*. Y cuando llegue, acéptela. Sea lo que fuere lo que aparezca, es adecuado y puede resultar útil, aun cuando parezca absurdo o imposible.

Aunque puede que le lleve algún tiempo activar la visualización al principio, requerirá cada vez menos tiempo con la práctica.

Obtención de resultados

Haga un esfuerzo por realizar sus ejercicios de visualización con frecuencia o tal como se recomienda en cada uno de ellos. Pero no haga un esfuerzo concertado por alcanzar resultados. Esta perspectiva «no exigente» podría resultarle difícil al principio. Muchos de nosotros sentimos una preocupación prioritaria por los resultados, que consideramos el aspecto más importante de la vida. Éste no es el caso cuando se trata de la curación. Mantenga su concentración fija en el *proceso* de visualización y en su *intención* de curarse. Cuanto más se preocupe por su restablecimiento, tanto más difícil hará el proceso de autocuración.

La acción de curar tiene lugar en el instante presente. El hecho de dirigir su atención al pasado o el futuro (al desenlace y los resultados) le aleja del campo de acción. Tan pronto como se preocupa por las consecuencias, empezará a sentirse ansioso, asustado o inquieto, o bien las tres cosas. Los pensamientos en el pasado conllevan a menudo sentimientos de culpa, depresión y reproche. Cualquiera de estos sentimientos le apartará inmediatamente de la tarea que le ocupa, y su concentración en la curación se habrá interrumpido.

En la visualización, como en nuestra vida, debemos hacer nuestra parte, y debemos dejar también que el universo cumpla con la suya. Cierto que controlamos nuestras creencias sobre lo que hacemos *en* y *al* universo, pero ése es el único control que poseemos. Después de eso, tan sólo podemos escuchar, esperar, y tener paciencia mientras aguardamos una respuesta.

Aun cuando usted sufra y anhele desesperadamente sentirse mejor, no precipite los resultados. ¿Se ha dado cuenta de que, cuanto más desea resultados, más se acentúa su sufrimiento? Cuando sus esperanzas no se materializan, se siente decepcionado e incluso más desesperado, y su dolencia empeora. No pierda el ánimo: si deja los resultados a la «inspiración divina», experimentará alivio, cuando no una recuperación completa, en un período relativamente corto. Pero no se cuestione cuánto tiempo llevará. Olvide las consecuencias, por el momento. Limítese a asumir la responsabilidad de su propio esfuerzo y haga su parte.

Si no logra olvidarse de los resultados, le sugiero a continuación una forma de conseguirlo. Tome consciencia de cuándo tiene esperanzas e imagínese a sí mismo cortando la esperanza con unas tijeras o arrojándola al mar por encima del hombro, o vea cómo la esperanza se aleja por el cielo como si fuera un globo.

La visualización es uno de los mejores métodos para reforzar nuestra fe y confiar en sí mismo. Fíjese en el caso de «Jennifer», una joven que vino a mi consulta para hablarme de su problema de esterilidad. Unas pruebas previas habían demostrado que sus

Trompas de Falopio eran normales. Bajo mis instrucciones, la chica realizó un trabajo de visualización con la intención de quedar embarazada (encontrará un ejercicio para la esterilidad en el capítulo 4) y descubrir el problema físico que impedía la fertilidad. El ejercicio de visualización de Jennifer reveló que el extremo de una de sus Trompas de Falopio, cerca del ovario, se hallaba obstruido por materiales adheridos y tejido cicatrizado, el origen de los cuales no podía explicar. No obstante, si su visualización era acertada, había descubierto una incapacidad físicomecánica de sus trompas de falopio. No dijo nada de esto a su ginecólogo por temor a que éste no la creyera. Entonces trató de limpiar sus Trompas de Falopio con la imaginación.

En un momento dado, decidió hacerse un trasplante de Trompa de Falopio, en el que se fertiliza un óvulo en la trompa mediante procedimiento quirúrgico. Cuando le abrieron la región abdominal inferior en el transcurso de esta intervención, advirtieron que la Trompa de Falopio de Jennifer estaba *exactamente* en las mismas condiciones que ella había descubierto a través de la visualización, aunque ninguna prueba física (incluido un sonagrama) lo había revelado.

Tras la operación, Jennifer quedó asombrada y asustada al constatar que sabía más sobre su organismo que los médicos. Experimentó de inmediato una mayor confianza en su intuición y adquirió más fe en sus criterios.

Por supuesto, cada cual sabe más sobre sí mismo que cualquier otra persona. Todo cuanto se necesita es la confianza precisa para creerlo. En el caso de Jennifer, una experiencia visualizadora eficaz bastó para incitar su confianza y fe en sí misma.

Duración de los ejercicios

El principio de oro de la medicina visualizadora afirma que *menos es más*. Cuanto más breve sea la visualización, más poderosa resulta.

Experimentar una sensación no requiere demasiado tiempo. Cuando usted ha experimentado una sensación, la visualización ha hecho su efecto. Si no percibe alguna sensación o emoción al cabo de un período relativamente corto, no se esfuerce por conseguirlo alargando su trabajo con esa imagen concreta. En lugar de eso, pruebe con otra imagen.

¿Qué sensaciones podría experimentar? Éstas varían de una persona a otra y según el problema de que se trate. Las sensaciones incluyen retortijones, pulsaciones, calor, picor, dolor, hormigueo, zumbidos, etc.

Muchos de nosotros tendemos a creer que un mayor esfuerzo aporta más resultados, pero la visualización funciona en sentido inverso. En el trabajo de visualización curativa, utilizamos un pequeño impulso –una semilla, por así decirlo– para estimular nuestras respuestas poderosas.

La mayor parte de los ejercicios propuestos en este libro requieren de 1 a 5 minutos. Muchas personas creen que esto es menos de lo que podrían o deberían invertir, sobre todo cuando sus dolencias son graves. Su ansiedad origina a menudo la idea de que no deben «escatimar ningún esfuerzo». Pero la aplicación constante de esfuerzo no es, sencillamente, necesaria para la práctica de la visualización. En cuanto se ha completado un ejercicio inicial de visualización, precisaremos tan sólo pequeños recordatorios para estimular la memoria del cuerpo respecto a la actividad curativa. La visualización requiere una práctica, pero no ha de convertirse en una obsesión. Lo único que necesitamos para accionar los mecanismos fisiológicos que contribuyen a la recuperación del cuerpo es un estímulo. Pavlov condicionó perros para que salivaran al oír el sonido de una campana. Mediante la visualización, nos condicionamos para estimular procesos curativos a partir de una imagen mental. En esta analogía, la imagen corresponde a la campana como estímulo, y el proceso curativo corresponde a la salivación.

El caso que sigue brinda un ejemplo de estímulo que ayuda a desterrar un poderoso efecto fisiológico. Llegó a mi conocimiento cuando trabajaba en la clínica para alcohólicos de un hospital neoyorquino.

Un grupo de treinta ex adictos a la heroína y la metadona, que habían dejado las drogas durante diez años, aceptaron participar en un experimento en el que subieron a un autobús que los llevaría a 125th Street de la ciudad de Nueva York, donde, una década antes, adquirían sus drogas. En el preciso instante en que el autobús alcanzó la esquina donde en otro tiempo habían efectuado sus compras, los ex adictos incurrieron en un estado de síndrome de abstinencia. La imagen no era más que la esquina de una calle, pero fue suficiente como para estimular una respuesta física negativa desproporcionadamente intensa.

Si quiere un ejemplo de reacción positiva intensa a un estímulo inmediato, piense simplemente en un abuelo cuando oye mencionar el nombre de su nieto o nieta.

La edad puede ser un factor determinante a la hora de calcular la cantidad de la «dosis» visualizadora. A medida que envejecemos y nuestros hábitos se hacen cada vez más arraigados, resulta más difícil crear hábitos nuevos y experimentar reacciones a los mismos, que es precisamente en lo que consiste la autocuración. Cuando modificamos nuestros hábitos, las sensaciones cambiantes que experimentamos indican que eso, en efecto, ocurre. Las sensaciones pueden tardar más tiempo en aparecer a medida que nos hacemos mayores, pero, con paciencia y confianza, aparecerán.

El momento de visualizar

Por norma general, recomiendo que los ejercicios de visualización se realicen al principio de la jornada antes del desayuno, al anochecer, y al final del día antes de acostarse. Existen tres importantes puntos de transición: entre sueño y vigilia, día y noche, y vigilia y sueño, respectivamente. En algunos casos, por supuesto, el momento del día en que usted debe realizar un ejercicio estará específicamente relacionado con ese ejercicio.

Quisiera insistir en la conveniencia de efectuar el trabajo de visualización antes de iniciar la rutina cotidiana –es decir, antes del desayuno–, y de que lo incorpore en su ritual de desperezamiento y aseo personal. La visualización en ese momento del día supone una buena preparación para los sucesos y actividades que vendrán a continuación. Establece una actitud positiva a la hora de afrontar la jornada.

Yo he comprobado que la forma de empezar cada día ejerce una profunda influencia en nuestro rendimiento y relación con las personas durante las veinticuatro horas siguientes. La mayoría de nosotros ha constatado que despertar de una pesadilla puede tener un efecto negativo en nuestro estado anímico y comportamiento. No podemos resolver los problemas que la pesadilla ha dejado en nuestra consciencia. A veces no podemos recordar siquiera qué ha propiciado que nos hayamos levantado «con el pie izquierdo», y nos enfrentamos a las actividades de la jornada con torpeza, cometiendo errores o provocando discusiones. El establecimiento de un estado de ánimo equilibrado a través de un ejercicio de visualización por la mañana, sobre todo mediante una imagen sacada de un sueño nocturno, resulta beneficioso en la determinación de su actitud y comportamiento posteriores.

Un camino por delante

Los ejercicios de visualización que se exponen en el capítulo siguiente están diseñados para contribuir a curar un buen número de enfermedades o molestias, tanto físicas como emocionales.

Tales ejercicios no deben usarse en el lugar de una medicación prescrita ni como sustitutivo de una visita al doctor. Si cree que está enfermo o padece alguno de los trastornos que siguen, acuda a su médico de inmediato. Si, además, los síntomas persisten después de practicar estos ejercicios de visualización, no dude en consultar con su médico para que dictamine un tratamiento complementario para su dolencia. Puede ocurrir a veces que los síntomas empeoren ligeramente poco después del inicio de su régimen de visualización, del mismo modo que puede usted constatar que a menudo se siente peor justo antes de la regresión de un catarro o una gripe. Si sus síntomas se intensifican durante varios días hasta un par de semanas, no debe preocuparse, pues cabe esperar que se produzca una mejoría en breve. Si sigue encontrándose mal y no ha iniciado la recuperación pasadas dos semanas, consulte con su médico.

Los problemas que tratan los ejercicios propuestos aparecen ordenados por orden alfabético. He confeccionado también una lista que agrupa las entradas por el tipo de problema o sistema corporal. Tal vez desee utilizar esta lista para explorar los ejercicios de visualización indicados para trastornos relacionados con el suyo.

Al principio de cada ejercicio, hago constar su nombre, su intención general, y el número de veces que debería realizarse. En cuanto a la intención de un ejercicio, ¡no olvide que es *su* intención lo que cuenta!

Recomiendo a menudo que se efectúe un ejercicio en ciclos de 21 días usando el ejercicio, y luego 7 días de descanso. Este ciclo discurre paralelo a un ritmo biológico que está presente en todas las personas, de forma más visible en las mujeres, que están acostumbradas a un ciclo de tres semanas de regulación hormonal y formación de tejidos y órganos corporales, seguido por una semana de ruptura que se manifiesta en la menstruación. Resulta interesante el hecho de que un grupo de investigadores que trabajaban en los laboratorios de psicología de la Universidad de Texas, en Austin, descubrieron que se requiere 21 días para interrumpir un hábito. Este descubrimiento coincide con mi experiencia clínica en los últimos quince años.

Sin embargo, no es seguro que su hábito o trastorno se interrumpa al cabo de 21 días, y es por ello que indico en ciertos casos ciclos adicionales de práctica visualizadora para determinadas afecciones más crónicas. De un modo similar, si usted logra alcanzar su intención antes de que el período de uso prescrito concluya, puede cesar la visualización si así lo desea.

Deberá mantener los ojos cerrados en la práctica totalidad de los ejercicios. Las raras excepciones están indicadas específicamente. Si el hecho de cerrar los ojos le incomoda al principio, manténgalos abiertos. Empiece de la forma como se sienta más cómodo. (Los niños y los adolescentes jóvenes prefieren a menudo tener los ojos abiertos.)

En determinados ejercicios, no hago referencia a la espiración. No se trata de un olvido. Para esos ejercicios, basta con cerrar los ojos. Al cabo de un tiempo ya sabrá distinguir instintivamente cuándo no se requiere una exhalación especial para ciertos ejercicios en determinadas situaciones.

Puede ocurrir que usted modifique los ejercicios espontáneamente en el transcurso del proceso de visualización. Siga adelante. Descubra adónde lleva ese camino. Si encuentra su propia visualización, utilícela. Usted se ha llamado a sí mismo a participar en su propia curación. Aquello que descubra en su interior resultará muy útil para esa curación.

En cualquier momento de su visualización, podría sentirse reacio, ansioso o temeroso de continuar, sobre todo si accede a un estado de oscuridad en su imaginación. Si esto ocurriera, puede imaginarse fácilmente a sí mismo proyectando o encontrando alguna clase de luz que le permite ver por dónde va. Su ansiedad o inquietud se desvanecerán al instante.

No hay necesidad de realizar un ejercicio de lavado antes de cada ejercicio de visualización. El lavado es un ejercicio independiente y tiene su propio objetivo.

Puede que piense que algunos de los ejercicios son técnicas extremadamente sencillas para tratar problemas extremadamente complejos. Recuerde que en la visualización (como en la vida diaria) los pequeños estímulos pueden originar grandes efectos. Incluso los nudos gordianos pueden, a veces, desenredarse con rapidez. Mi experiencia clínica demuestra que los ejercicios que describo, aun cuando puedan parecer simples, tienen el poder suficiente para deshacer los nudos gordianos de nuestros trastornos.

Al describir determinados problemas, enumero a menudo factores psicológicos y sociales que contribuyen a ellos. Sin embargo, no me propongo enumerarlos todos ni sugerir cómo podría usted determinar tales factores en su situación personal. Más bien le sugiero que esté atento a lo que la visualización le revele acerca de su vida, y considere cómo podría alterar los aspectos de ella que van asociados a su propio trastorno.

Puede usted grabar las instrucciones para cada ejercicio en una cinta y escuchar su propia voz como guía. Este método puede resultar bastante eficaz. Llegará un momento en que inventará sus propios ejercicios y se dará sus propias instrucciones en silencio.

Comprobará que algunos ejercicios son variantes o extensiones de una técnica denominada **Curación egipcia**. Lo menciono varias veces en las listas alfabéticas. Puede emplearse para ayudar a curar afecciones corporales externas, como erupciones cutáneas, conjuntivitis y acné, así como trastornos relacionados con la superficie mucosa de cualquier membrana y muchas molestias corporales internas. Hallará en este ejercicio una poderosa ayuda para la autocuración.

Curación egipcia

Cierre los ojos y exhale tres veces. Luego, imagínese que está en un vasto campo de verde césped. Véase a sí mismo estirándose hacia un sol radiante en un cielo azul y despejado. Vea cómo sus brazos se vuelven muy largos, extendiéndose, con las palmas hacia arriba, en dirección al sol. Los rayos solares caen sobre sus palmas y circulan a través de las palmas y dedos, y salen de las yemas de los dedos de forma que cada una de ellas proyecta un rayo. Si es usted diestro, observe una mano pequeña y completa al final de cada rayo que emana de los dedos de su mano derecha. Al final de cada rayo que emana de los dedos de la mano izquierda, verá un ojo. Hay cinco manos y cinco ojos. Si es usted zurdo, los dedos estarán en su mano izquierda, y los ojos en la diestra.

Vuelva ahora esas manos y ojos hacia su cuerpo y utilice los ojos para abrirse camino a través del cuerpo, emitiendo luz dentro o hacia la zona que usted investigue para que pueda ver lo que está haciendo. Puede colocar en las manos pequeñas un cepillo de cerdas doradas para limpiar, tubos de rayos láser para curar, escalpelos de oro para operar, botes de ungüento dorado o azuldorado para uncir, así como hilo de oro para coser. Una vez finalizado su trabajo, salga de su cuerpo por el mismo camino que utilizó para entrar. Arroje todos los desperdicios que se ha llevado con las manos pequeñas *detrás* de usted. Eleve sus manos hacia el sol y deje que las manos pequeñas y los ojos regresen al interior de sus palmas y queden allí guardados para su uso en el futuro. Luego abra los ojos.

Una advertencia final. Los ejercicios que siguen son ejercicios de visualización. Tienen lugar en su realidad mental, no en la realidad física. Si el ejercicio sugiere que utilice un cepillo de cerdas doradas, usted empleará ese cepillo, por supuesto, en su imaginación. Si el ejercicio le pide que se lave la cara con agua fresca y transparente, deberá hacerlo en su mente, no en un lavabo. Estas técnicas trabajan con la realidad subjetiva interna, y a través de esta realidad transforman la realidad física.

4. Proyectos de curación:
Técnicas e imágenes efectivas
para problemas específicos

Usted está listo para empezar.
El procedimiento no puede ser más simple:

1. Siéntese en la postura del faraón (si la situación lo permite).

2. Propóngase una intención para realizar el ejercicio. *Cualquier intención que se proponga es correcta.*

3. Cierre los ojos.

4. Exhale e inhale el número de veces que se prescribe. Recuerde que la espiración es larga y lenta, mientras que la inspiración se efectúa de la manera normal. Este tipo de respiración no requiere esfuerzo alguno.

5. Empiece a realizar sus ejercicios de visualización específicos. Deje que reciba las imágenes sin esfuerzo.

Trabaje en tantas afecciones como desee o necesite al mismo tiempo. Ya dará con el ritmo adecuado conforme avance, sobre todo cuando encuentre sus propias imágenes. Abra y cierre los ojos con la respiración requerida entre cada ejercicio.

Recuerde que todo el mundo tiene capacidad para crear imágenes, alterar los ejercicios de visualización existentes, o inventar otros nuevos. Somos libres de jugar y expresarnos en la visualización mental. No hay restricciones, ni tampoco límites a las posibilidades que permite.

Trastornos clasificados por tipos de problemas

Circulatorios
Arritmia cardíaca
Arteriosclerosis
Edema (véase Inflamación)
Enfermedades cardíacas
Hemorroides
Hipertensión

Digestivos
Anorexia

Bulimia
Obesidad
Pancreatitis
Trastornos gastrointestinales
Trastornos hepáticos

Emocionales
Adicción
Aflicción
Angustia

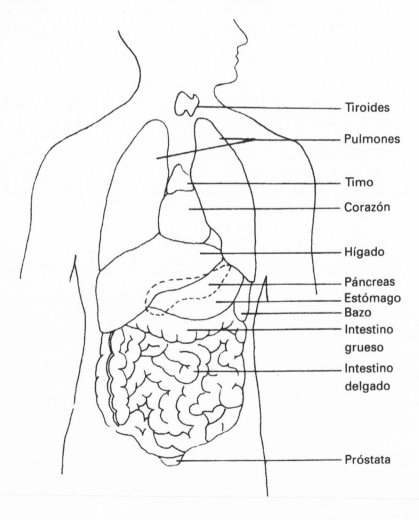

Tiroides

Pulmones

Timo

Corazón

Hígado

Páncreas

Estómago

Bazo

Intestino grueso

Intestino delgado

Próstata

Ansiedad
Culpabilidad
Depresión
Desconfianza
Desorientación
Estrés
Heridas emocionales
Indecisión
Ira
Fin de una relación

Miedo
Pánico
Pensamientos obsesivos
Preocupación
Preparación para una operación
Soledad

Endocrino-metabólicos
Diabetes
Estrés adrenalítico

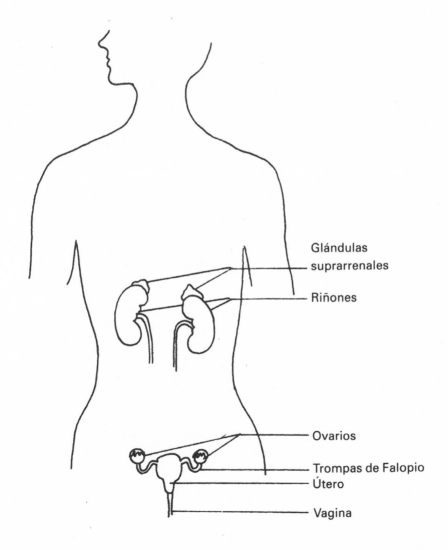

Glándulas
suprarrenales

Riñones

Ovarios

Trompas de Falopio

Útero

Vagina

Trastornos tiroideos

Generales
Dolores
Inflamación
   (conocida también
   como Edema. Véase
   Síndrome premenstrual)
Insomnio
Jaquecas
Malestar

Genitourinarios
Ausencia de versión
Esterilidad
Frigidez
Herpes genitalia
Impotencia
Infección vaginal
Pólipos y tumores
Próstata inflamada
Quistes de mama
Síndrome premenstrual
Trastornos renales
Tumores benignos

Musculoesqueléticos
Artritis
Dislocación de hombro
Escoliosis
Espasmos musculares
Fracturas óseas
Molestias posicionales
Problemas de la columna
   vertebral

Piel
Acné
Eccema
Psoriasis
Verrugas

Respiratorios
Asma
Catarro
Enfermedades respiratorias
Infecciones del aparato
   respiratorio superior
Problemas respiratorios

Sistema inmunológico
Cáncer
Efectos debilitadores de
   la quimioterapia
Leucemia
Mononucleosis
SIDA
Supresión inmunológica
Virus de Epstein-Barr

Sistema nervioso
Esclerosis múltiple
Mareos

Visuales
Catarata
Conjuntivitis
Glaucoma
Hipermetropía y miopía

ACNÉ

Nombre: **Curación egipcia**
Intención: Limpiar el acné
Frecuencia: Tres veces al día, durante 3 a 5 minutos, en tres ciclos de 21 días de ejercicio y 7 de descanso.

Como saben aquellos que han padecido este problema, el acné afecta una gran proporción de la población adolescente. Se han desarrollado infinitos tipos de tratamiento para remediarlo, ninguno de los cuales ha demostrado ser lo bastante efectivo. Se han utilizado la vitamina A y el zinc, con resultados limitados. Además, se recomienda que los aquejados de acné eviten el consumo de grasas y azúcar refinado. Mucho se ha escrito acerca del significado psicológico del acné. Sin embargo, los estudios sobre las fantasías masturbatorias y la ira reprimida no han obtenido hasta ahora mayores éxitos que los antibióticos. Yo he averiguado que el acné tiene que ver con sentimientos de incomodidad a la hora de establecer relaciones sociales.

Curación egipcia

Cierre los ojos, exhale tres veces y, recurriendo al ejercicio de **Curación egipcia** (véase pág. 55), dirija las cinco pequeñas manos y los cinco ojos a la zona donde se localiza el acné. Empleando esos ojos para ver con claridad lo que está haciendo, y para emitir luz para ayudarle a ver, sujete un cepillito de cerdas finas y doradas en una de sus manos pequeñas, y limpie y raspe las pústulas de acné con mucho cuidado. Después de limpiar y raspar toda la zona, enfoque un tubo de rayos láser de color azul a la región limpiada. Observe como la piel sana adopta el mismo aspecto que la piel de las inmediaciones. Sepa que, mientras usted hace eso, su acné desaparece de forma permanente. Use la tercera mano pequeña para aplicar un bálsamo de cielo azul y sol dorado a las zonas tratadas a fin de mantener la piel seca y limpia. Una vez concluidas las instrucciones de la **Curación egipcia**, levante los brazos y las manos hacia el sol y deje que los rayos se introduzcan de nuevo en sus palmas, donde guardará las manos pequeñas y los ojos hasta la próxima ocasión. Luego abra los ojos.

ADICCIÓN

Nombre: **Liberación por reexperimentación**
Intención: Encontrar la salida a una adicción (designe la adicción que padece). Trabaje sólo con una adicción cada vez si tiene más de una.
Frecuencia: Tres veces al día en series de hasta 3 minutos, durante tres ciclos de 21 días de uso y 7 de descanso. Si no obtiene resultados satisfactorios, realice el ejercicio durante otros tres ciclos de 21 días de uso y 7 de descanso.

Las personas somos seres sujetos al hábito. Las adicciones son hábitos llevados a un grado extremo. Representan una pérdida de control voluntario sobre el hábito, hasta un punto mayor al que la mayoría de nosotros experimentamos ordinariamente. Las adicciones se caracterizan por un deseo intenso.

Aunque casi todo lo que conocemos en la vida puede ser adictivo, algunas sustancias y actividades parecen tener más fuerza que otras para anular nuestra voluntad, y resultan, de un modo demostrable, más inmediatamente destructivas. No hay necesidad de enumerarlas aquí, puesto que las conductas adictivas son bien conocidas de todo el mundo. Es posible contribuir a mitigar toda suerte de adicciones por medio de la visualización.

Hablando en términos generales, la sensación o emoción más significativa de las vinculadas al deseo adictivo es el dolor, mental o físico. Cuando el umbral del dolor de una persona es bajo, su nivel de adicción tiende a ser elevado. Quienes tienen un umbral del dolor alto pueden tornarse adictos de forma inadvertida porque una cantidad cada vez mayor de una determinada sustancia es necesaria para aliviar su dolor, una situación que puede propiciar la drogodependencia.

Esta serie de ocho ejercicios interrelacionados está diseñada para cortar tendencias adictivas, y puede utilizarse junto con cualquier otro programa de tratamiento de la adicción al que pueda estar sometido. Los ejercicios reciben el nombre de **Liberación por reexperimentación**, establecido a partir del trabajo de Arthur Janov descrito en *The Primal Scream* y otros libros. Cuando se plantee su intención para este ejercicio, debería especificar, por supuesto, su adicción. Por norma general, se requieren 21 días para romper un hábito e instaurar uno nuevo. Si experimenta ansia durante los 7 días en que no utilice la visualización, efectúe algunos «ejercicios de interrupción». Interrumpa sencillamente una actividad habitual durante un tiempo breve: aguarde unos instantes antes de encender un interruptor o coger el teléfono; tome otro camino para dirigirse al trabajo; coma algo distinto para desayunar. Cuanta más dedicación ponga en la práctica de estos ejercicios, tanto más profundos serán los resultados.

Liberación por reexperimentación

1. Cierre los ojos. Exhale tres veces. Imagínese y siéntase como un niño que tiene frío a menudo o durante mucho tiempo. Exhale una vez. Imagínese y siéntase como un niño que tiene hambre durante un largo período. Exhale una vez. Imagínese y siéntase como un niño que permanece solo un buen rato. Abra los ojos.

2. Cierre los ojos. Exhale una vez. Imagínese y siéntase como un niño frustrado por la falta de otras necesidades básicas. Abra los ojos.

3. Cierre los ojos. Exhale tres veces. Imagínese y siéntase como un niño que presencia discusiones atemorizadoras. Abra los ojos.

4. Cierre los ojos. Exhale tres veces. Imagine y sienta lo que ha sido de su vida como consecuencia de esos dolores infantiles. Abra los ojos.

5. Cierre los ojos. Exhale tres veces. Retire el manto de dolor. Abra los ojos.

6. Cierre los ojos. Exhale tres veces. Imagine y sienta que, cuando existe un dolor reprimido, se intercepta también el placer. Abra los ojos.

7. Cierre los ojos. Exhale una vez. Imagine y sienta cómo es la vida sin represión. Abra los ojos.

8. Cierre los ojos. Exhale una vez. Experimente la nueva calidad de alegría y excitación que resulta de no reprimir el mal primario. Abra los ojos.

AFLICCIÓN

Nombre: **Cambio de corazón**
Intención: Eliminar la aflicción.
Frecuencia: Cada 1 o 2 horas en estado de vigilia, durante 1 a 2 minutos, por 7 días, o menos si la aflicción desaparece antes.

La aflicción es una respuesta normal, natural y a menudo necesaria a una pérdida/separación. El shock derivado de tal separación provoca esta condición emocional eruptiva, orgánica y abrumadora. Esa respuesta es la manera como tratamos de restablecernos del shock, y no debemos avergonzarnos de ello. Las reacciones de aflicción van seguidas, generalmente, por un período más largo de melancolía, durante el cual las reacciones son menos agudas. Le sugiero a continuación un ejercicio de visualización que le ayudará a superar ese proceso.

Cambio de corazón

Cierre los ojos. Exhale tres veces. Vea su corazón. Abra su pecho mediante una cremallera y extraiga de él el corazón. Límpielo con cuidado y, seguidamente, arrójelo al cosmos. Recupérelo del cosmos y fíjese en que es un corazón de cristal. Invite a todas las personas que quiere a que ingresen en él, sonrientes y radiantes. Tome consciencia de que puede usted verlas allí siempre. Coloque su corazón de cristal en su sitio, cierre la cremallera del pecho y abra luego los ojos, sabiendo que su aflicción ha sido aliviada.

ANGUSTIA (incluye confusión, desorganización, falta de concentración y terror)

Nombre: **Encuentro con el monstruo**
Intención: Eliminar (nómbrese la emoción).
Frecuencia: La que sea necesaria, durante 1 a 3 minutos, cada 15 o 30 minutos hasta que desaparezca la emoción.

Las dificultades emocionales parecen una circunstancia perpetua que acompaña la vida. Existen algunas dificultades que experimenta casi todo el mundo: ansiedad, preocupación, ira, culpabilidad y miedo. Todas las dificultades emocionales tienen relación con el tiempo. Esto es, nos sentimos incómodos e inseguros cuando pensamos en el futuro o en el pasado. Resulta muy difícil concentrarse en el presente, por cuanto existen infinitas presiones que nos alejan del mismo. Tan pronto como abandonamos el presente, las emociones perturbadoras aparecen, y a menudo son difíciles de controlar. Le propongo a continuación varios ejercicios de visualización simples que le ayudarán a combatir la angustia.

Por norma general, las emociones perturbadoras se manejan mejor dirigiéndose hacia ellas, saludándolas, introduciéndose en ellas, estrechándoles la mano, atravesándolas, dándoles la bienvenida, abrazándolas, o mediante cualquier combinación de lo anterior. Resulta más útil si usted intenta *ver* qué imagen va asociada a la emoción perturbadora. Cada emoción que pueda designarse posee una imagen concomitante que se le presentará si usted la solicita. Pavlov y sus colegas psicólogos rusos demostraron este fenómeno cuando, en la década de los veinte, trabajaban intensamente en el campo de los reflejos condicionados y los hábitos arquetípicos. Ivan Pavlov es el más célebre de esos investigadores por sus experimentos de salivación con perros. Ivan Smolenski demostró principios similares en otro experimento. Smolenski comprobó que cuando se induce una flexión dactilar por shock eléctrico y se condiciona al sonido de una campana durante 30 segundos, si el estímulo condicionante –el sonido de la campana– se sustituye por la palabra «campana», el dedo se flexionará sin ninguna otra preparación previa.

Una paciente mía veía llamas relacionadas con la emoción de ira. Le pedí que se situara en medio de las llamas, dejando que éstas crepitaran a su alrededor. Al principio se mostró comprensiblemente asustada, pero más tarde se introdujo en las llamas (probablemente porque confiaba en mí y, por consiguiente, en sí misma). Cuando se situó en medio de las llamas, notó como su calor remitía por unas nubes suspendidas sobre su cabeza. Las nubes se cargaron de agua, se abrieron, y la lluvia extinguió las llamas. Gracias a este chaparrón, su ira cesó de repente. Experiencias como ésta son habituales en mi práctica clínica.

Otra paciente se sentía invadida por sentimientos de terror. Le pedí que mirara su terror, que ella visualizó bajo la forma de un fantasma con unos terroríficos ojos negros y rodeados de llamas. Se aproximó a esta figura en lugar de apartarse. Entonces atravesó la figura y se encontró al otro lado, en medio de un hermoso prado verde. Lucía un sol radiante, el cielo era azul, y los árboles presentaban un verde intenso. Mi paciente experimentó una sensación de paz, y el sentimiento de terror se desvaneció. Repitió esta experiencia cada vez que se sentía aterrorizada. Al cabo de dos semanas, estar «aterrorizada» se había convertido en un recuerdo del pasado para ella.

Ofrezco esta técnica como un modo general de manejar emociones angustiosas. El primer paso consiste en no ceder ante la emoción. No se deje intimidar o asustar por ella. La emoción quiere que usted cumpla sus órdenes. Es como un niño pequeño que llora en demanda de atención y comida. Lo que sugiero como solución se limita a ignorarla y matarla de hambre a largo plazo.

Encuentro con el monstruo

Cierre los ojos y exhale una vez. De la forma que le parezca apropiada, vaya al encuentro de la emoción y vea la imagen asociada con ella. Piense que lo que ocurra en esta confrontación la aliviará. Abra los ojos cuando haya terminado.

ANOREXIA

Nombre: **El nuevo nacimiento**
Intención: Recobrar el apetito.
Frecuencia: Cada vez que considere necesario comer, durante 1 a 2 minutos.

Al igual que la bulimia, la anorexia (*an* = sin; *rexia* = deseo) es un trastorno vinculado a conflictos que tienen que ver con el crecimiento, más específicamente con el acceso a la adolescencia. El anoréxico se niega a dar el paso a la adolescencia, mientras que el bulímico acaricia la idea de dar ese paso. Un anoréxico que se arriesga a la muerte por negarse a comer, o que quiere morir, puede de hecho morir si su peso desciende a un nivel crítico. Un número abrumador de anoréxicos son mujeres.

Si usted sufre de anorexia, el ejercicio que sigue puede ayudarle.

El nuevo nacimiento

Cierre los ojos y exhale tres veces. Vea, palpe, sienta e imagínese a sí mismo tal como era antes de nacer. Siéntase cómodo y contento. Exhale una vez y véase cabeza abajo en la entrada al canal de nacimiento y experimente el proceso del parto. Una vez nacido, exhale otra vez y obsérvese mientras su padre le deposita en brazos de su madre. Sepa que usted es digno de ser alimentado por ellos, y en su condición de bebé los perdona por cualquier daño que puedan haberle infligido. Exhale una vez y vea, sienta e imagínese a sí mismo nutriéndose satisfactoriamente del pecho de su madre, conocedor de que va a crecer para cuidarse de sí mismo. Luego abra los ojos.

ANSIEDAD

Nombres: **Respiración, Tormenta en el desierto, Indio americano, Luz azul, Laberinto espiral de colores, La momia,** y **Aguas tranquilas**
Intención: Rematar la ansiedad cuando se presente.
Frecuencia: Cada día, tanto tiempo como sea necesario. Haga cualquier ejercicio, o una combinación de ellos, cada vez que experimente ansiedad, durante sesiones de hasta 3 minutos.

Junto con la depresión, la ansiedad, uno de los estados emocionales negativos más extendidos, se genera en el interior de las personas, al contrario que el miedo, que es una respuesta a algo que se manifiesta fuera del ser humano. El significado literal de *ansiedad* es «cuerda retorcida». La ansiedad se produce *siempre* en relación con el tiempo, esto es, respecto a preocupaciones por el futuro. No podemos conocer el futuro de hecho; es *sólo* potencial, no algo que exista en la realidad. No obstante, tendemos a considerar el futuro como un hecho real, susceptible de manipulación, control o alteración. Esta desafortunada ilusión, que padece la mayoría de nosotros, propicia la inquietud e incomodidad que caracterizan la ansiedad. Es improbable que alguien pueda eludir esta trampa completamente. En un momento u otro nos sentimos ansiosos. Siguen aquí siete ejercicios que le ayudarán a superar los momentos de ansiedad con la mayor prontitud. Algunos pueden resultarle más eficaces que otros. Seleccione aquél o aquéllos que le aporten alivio.

Respiración

Concentre su atención inmediatamente a su respiración. La respiración está *siempre* alterada cuando nos sentimos ansiosos. Una respiración controlada propicia el control de la ansiedad. Empiece a realizar exhalaciones largas y pausadas por la boca, y tome inhalaciones *normales* –no exageradas– por la nariz. Siga haciendo esto hasta que se sienta tranquilo. *No* efectúe inhalaciones largas y profundas, por cuanto aumentarán la ansiedad y podrían provocarle un mareo.

Tormenta en el desierto

Cierre los ojos y exhale tres veces. Imagínese a sí mismo entrando en un desierto con una mochila a la espalda. Mientras camina, observa una oscuridad cerniéndose sobre su cabeza. Usted sabe que esto significa que una tormenta de ansiedad se dirige a su encuentro. A medida que se aproxime, obsérvese a sí mismo sacando una tienda de campaña plegable de la mochila. Despliéguela y ármela, hundiendo las cuatro estacas en la arena, levantando la tienda, introduciéndose por la abertura y cerrando la cremallera detrás de usted. Siéntese tranquilamente en su tienda mientras escucha la arena volando a su alrededor. Sepa que cuando la tormenta haya pasado por completo, su ansiedad se habrá desvanecido también. Entonces abra los ojos.

Indio americano

Cierre los ojos y exhale tres veces. Véase a sí mismo a la orilla del mar. El cielo es azul. Vea y sienta su ansiedad fija en usted como una piedra o una roca. Deje que el agua y el viento erosione esa roca, arrastrando y llevándose las partículas que quedan tras la erosión. Sepa que cuando todas las partículas se hayan ido, su ansiedad se habrá esfumado también. Luego abra los ojos.

Luz azul

Cierre los ojos, exhale tres veces, e imagínese accediendo a un hermoso prado. Véase a sí mismo bañado por una luz azuldorada, una mezcla de sol dorado brillante y cielo azul despejado, y exhalando el dióxido de carbono en forma de humo gris, que emana de su boca y se desvanece en el aire. Deje que la luz azul circule por su flujo sanguíneo, alcanzando todos los recovecos de su ser y ayudándole a tranquilizarse y relajarse. Deje que la luz azul discurra por sus dedos y salga por las yemas, hasta envolver su cuerpo con un resplandor azul zafiro. Fíjese en cómo la luz azul interior y exterior se fusionan. Sepa que su cuerpo es el puente que permite esa fusión. Cuando vea que ambas luces azules se han unido en una sola, sabrá que su ansiedad ha pasado. Abra los ojos.

Laberinto espiral de colores

Cierre los ojos, exhale tres veces, e imagínese a sí mismo avanzando por un laberinto espiral de colores. Cuando salga del laberinto, sepa que su ansiedad ha desaparecido, y abra los ojos.

La momia

Cierre los ojos, exhale tres veces, y véase convertido en una momia envuelta en vendas. Quítese las vendas, enróllelas en una bola de tela y arrójela lejos. Exhale una vez y encuentre una caverna. Intérnese en ella y dará con su propio sarcófago. Introdúzcase en el sarcófago y tiéndase, de nuevo como una momia envuelta en vendas. Quítese las vendas, y sepa que su ansiedad le ha abandonado. Luego levántese del sarcófago, salga de la cueva, contemple el cielo azul, y abra los ojos.

Aguas tranquilas

Cierre los ojos. Exhale tres veces. Vea y sienta todo su ser convirtiéndose en una superficie de aguas tranquilas que reflejan el cielo estrellado. Cuando lo haya experimentado plenamente, sepa que su ansiedad se ha ido, y abra los ojos.

ARRITMIA CARDÍACA

Nombres: **Corazón de cristal, Triángulo musical** y **Pétalos de flor**
Intención: Restablecer el ritmo cardíaco regular.
Frecuencia: Todos los días, mientras sea necesario, cada vez que advierta un ritmo cardíaco irregular, hasta que experimente un ritmo regular.

Las irregularidades en el ritmo cardíaco son comunes en nuestra cultura. Se descubren, por lo general, en el transcurso de un examen físico efectuado por un médico. Muchas de esas irregularidades se consideran «normales» en el sentido de que

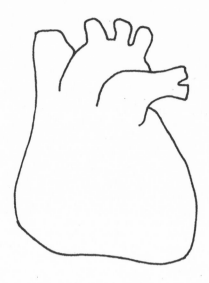

no reflejan ninguna enfermedad cardíaca activa, aunque el aquejado pueda sentir molestias a raíz de un ritmo irregular.

«Mary», una mujer de 50 años, me pidió que la visitara en la habitación del hospital en el que había sido ingresada a causa de una arritmia cardíaca grave. Su marido había muerto repentinamente unos meses antes. Ella estaba muy enamorada de ese hombre y su corazón respondía al shock propiciado por semejante pérdida. Cuando fui a verla, la encontré conectada a un cardiógrafo que era controlado desde la enfermería. Cerré la puerta de la habitación para propiciar un clima de intimidad, y ella dijo a las enfermeras que no deseaba que nadie la molestara durante los 30 minutos siguientes. Entonces realizó el ejercicio del **Triángulo musical**, que se describe más adelante, al término del cual la enfermera de guardia se precipitó en el interior de la habitación, gritando para comprobar si Mary se encontraba bien. Ambos nos quedamos perplejos al principio, pero Mary reaccionó en seguida y preguntó a la enfermera qué estaba haciendo allí. La chica respondió que había estado observando la pantalla del cardiógrafo en la enfermería y había visto que la señal del electrocardiograma era ahora *normal*. Creyendo que algo malo pudiera ocurrir a Mary debido al cambio brusco en el cardiógrafo, había acudido corriendo a la habitación para comprobarlo. Mary sería dada de alta pocos días después. Siguió realizando sus ejercicios de visualización y su salud permaneció estable.

Tenga presente, por favor, que la mayor parte de arritmias, como las palpitaciones (la experiencia de notar el corazón latiendo contra la pared del pecho), tienen un componente emocional significativo. La ansiedad es una emoción comúnmente relacionada con la arritmia; la aflicción es otra. La arritmia no debe tratarse estrictamente como un problema físico.

Veamos algunos ejercicios que contribuyen a un ritmo cardíaco regular.

Corazón de cristal

Cierre los ojos. Exhale tres veces e imagine su corazón como si fuera de cristal. Limpie todas las manchas oscuras que presente con cualquier método de limpieza que le resulte cómodo. Deje que caiga una lluvia de luz desde arriba, lavando el corazón de cristal. Vea luego el corazón llenándose de fluido a la vez que se torna translúcido, y, cuando el fluido salga, observe como el corazón se vuelve transparente. Observe, sienta y experimente este cambio de la translucidez a la transparencia hasta que el corazón se relaje. Luego abra los ojos.

Triángulo musical

Cierre los ojos. Exhale tres veces e imagine un triángulo musical que colocará en el centro de su corazón. Cada uno de los tres lados es dorado. Las tres curvas de los vértices donde confluyen los lados son de colores distintos: una roja, una azul y la otra amarilla. Con un macito dorado, golpee cada uno de los tres lados. Oirá un sonido armonioso, y sepa que mientras toca el triángulo su corazón se sosiega. Cuando el sonido sea completamente armonioso, el corazón latirá de forma acompasada. Entonces abra los ojos.

Pétalos de flor

Cierre los ojos. Exhale tres veces. Es el alba, y el sol sale sobre su corazón, que tiene forma de flor. La luz del sol entra en la flor, y los pétalos empiezan a abrirse muy despacio mientras el proceso y la circulación de la vida discurren por el tallo y descienden hacia la raíz. Sienta ahora la sabia que asciende desde las profundidades de la tierra, circulando por el tallo de la flor y llenando cada pétalo hasta que la flor entera se ha abierto. A continuación, llega el crepúsculo y se pone el sol. Los pétalos proceden a cerrarse mientras el sol se oculta, para que la flor permanezca cerrada durante la noche. Luego abra los ojos.

ARTERIOSCLEROSIS

Nombre: **Nieve blanca**
Intención: Abrir las arterias obstruidas
Frecuencia: Cada hora en estado de vigilia, durante 1 a 2 minutos, en ciclos de 21 días de uso y 7 de descanso hasta que se hayan abierto.

Los problemas de corazón, tal como veremos más adelante en el apartado de *Enfermedades cardíacas*, denuncian siempre problemas de índole amorosa. Téngalo bien presente mientras realiza este ejercicio. Trate de visualizar la decepción o pesar en el amor que le aqueja.

Nieve blanca

Cierre los ojos. Exhale tres veces. Mire en un espejo e imagínese un electrocardiograma terrible, accidentado y de un color verde bilis. Observe en el espejo cómo el electrocardiograma se convierte

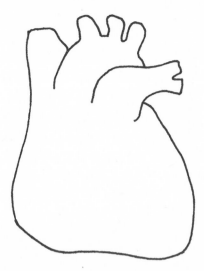

en un horizonte soleado de nieve blanca y pura, con una línea negra recta, firme y brillante que se extiende de un lado a otro. Fíjese bien en la línea y compruebe que está formada por semillas de amapola sanas y de color negro. Sepa que sus arterias se están abriendo. A continuación abra los ojos.

ARTRITIS

Nombre: **El pulpo** y **La marea**
Intención: Reducir los nódulos y/o curar la artritis.
Frecuencia: Estos ejercicios pueden realizarse en combinación. Haga **El pulpo** cuantas veces sea necesario, durante 30 segundos. Haga **La marea** 3 veces al día, en tres ciclos de 21 días de uso, seguidos por 7 de descanso. La primera semana, la duración del ejercicio debería de ser de 2 a 3 minutos; la segunda y tercera semana, de 1 a 2 minutos. Una vez que haya completado tres ciclos, evalúe su condición. Si precisa más trabajo, efectúe otros tres ciclos de 21 días de uso y 7 de descanso. Si es necesario, repita tres ciclos más.

La artritis es una enfermedad inmovilizadora que limita nuestra gama de movimientos y perjudica así nuestra libertad en muchos niveles. Expresa una disfunción simultánea de la motilidad, el movimiento y la libertad en nuestra vida física, emocional y social. La represión de la ira se ha asociado a menudo con la artritis, y mi experiencia clínica lo ha corroborado. La ira suele requerir una salida física a través de los músculos y articulaciones con el fin de manifestarse. Si faltan esas salidas, se origina un foco de tensión en los músculos y articulaciones, lo cual crea el nuevo hábito de represión. He comprobado que los ejercicios de visualización que siguen poseen un valor incalculable en el tratamiento de este problema. Se llaman **El pulpo** y **La marea**.

Tenga presente que cuanta más conciencia sensorial experimente en la región afectada durante estos ejercicios, tanto mayor será su efectividad. Todos tenemos niveles distintos de conciencia y paciencia. Tenga ánimo, sea perseverante. Si es usted diligente, la conciencia sensorial llegará. Recuerde que no debe esforzarse por sentir algo; de hecho, cuanto más se esfuerce, menos sentirá. Limítese a cumplir su trabajo y *aguarde* la respuesta de su cuerpo.

El pulpo

Cierre los ojos. Exhale tres veces. Observe sus brazos (o piernas, o dedos de las manos o de los pies) como si fueran los tentáculos de un pulpo, nervudos y ondulantes, que se extienden delante de usted al menos un kilómetro. Vea y sienta la flexibilidad de esos miembros, alargándose libremente, y deje que se muevan en todas direcciones. Luego abra los ojos.

La marea

Cierre los ojos y exhale tres veces. Imagine que está en una hermosa playa, un lugar conocido que haya visitado o visto antes. La arena es de color dorado, el cielo está azul y despejado, y el sol luce radiante y dorado. Camine por la playa hasta el punto donde se encuentran el agua y la arena.

Tiéndase boca arriba en ese sitio, con las plantas de los pies hacia el agua, y cúbrase con arena húmeda, dejando expuestos tan sólo las plantas de los pies, el rostro y la cabeza. La mezcla de agua y arena actúa como una piedra pómez limpiando su piel. Observe cómo sube la marea rápidamente, lamiendo las plantas de sus pies. Sienta las corrientes espirales de agua que arrancan todas las acumulaciones de productos de desecho, disolviendo todos los desperdicios y eliminando toxinas. La marea empieza luego a retirarse, y la corriente se invierte, saliendo lentamente de sus pies. Vea cómo emergen los productos de desecho en forma de ríos negros o grises, arrastrados por la marea saliente.

La marea vuelve en seguida y se filtra de nuevo por entre las plantas, subiendo hacia los pies y los tobillos, arrancando todos los desperdicios y toxinas que encuentra allí. Cuando la marea se retira, la corriente espiral se invierte de nuevo. Siéntala mientras sale de sus tobillos, recorre sus pies y baja hacia las plantas de los pies en forma de ríos negros o grises que son arrastrados por la marea saliente. La mezcla de agua y arena limpia completamente el exterior de sus pies y tobillos.

Una vez más, la marea regresa con gran rapidez a través de las plantas de sus pies, y la corriente espiral pasa ahora por los pies y tobillos hacia las piernas y las rodillas, disolviendo todos los desperdicios y toxinas que encuentra en su camino. Sienta cómo la corriente espiral aplica un masaje a los músculos, permitiendo que se extiendan los ligamentos y tendones y limpiando los cartílagos y las rótulas hasta que quedan blancos y brillantes. Cuando la marea empieza a remitir, experimente la inversión de la corriente, que desciende lentamente por sus piernas y pantorrillas en dirección a los tobillos y los pies, hasta que sale por las plantas de sus pies. Vea cómo emergen los desechos en forma de ríos negros o grises arrastrados por la marea saliente, después de que la mezcla de arena y agua haya limpiado el exterior de sus rodillas a conciencia.

La marea vuelve ahora rápidamente a través de las plantas de sus pies, y la corriente espiral recorre sus pies, tobillos, piernas, rodillas y muslos, pasa por la ingle, el abdomen y la columna vertebral hacia la cavidad pectoral y la columna vertebral superior, hacia el cuello, las vértebras cervicales y los hombros. Note cómo la corriente desciende por los brazos y los codos en dirección a los antebrazos y muñecas, disolviendo a su paso todas las toxinas, arrancando todos los desperdicios, erosionando todas las acumulaciones, dando un masaje a los huesos, ligamentos, tendones y músculos hasta que quedan blancos y relucientes. Vea cómo se extienden y se alargan. La marea se invierte de nuevo y empieza a descender. La corriente espiral se retira lentamente desde las muñecas, a lo largo de los antebrazos. Sienta cómo regresa por los codos, los brazos, los hombros, el cuello, descendiendo por la cavidad pectoral, la cavidad abdominal, la ingle, los muslos, las rodillas, las piernas, los tobillos y los pies, y observe los productos de desecho saliendo de las plantas de los pies como ríos negros o grises que arrastra la marea. Este proceso de inversión se efectúa *lentamente*, al contrario que la marea y corriente entrantes, que llegan *rápidamente*.

Contemple los nódulos mientras desaparecen arrastrados por la corriente. Luego levántese, sumérjase en el mar y nade hacia el horizonte. Fíjese en sus brazos y piernas, que se vuelven inmensamente largos, y luego en el torso, que se alarga también. Sus miembros se mueven con toda libertad mientras nada en estilo libre. Cuando alcance el horizonte, gire sobre su espalda y regrese hacia la costa, nadando en braza de espalda al mismo tiempo que sus miembros se tornan inmensamente largos de nuevo, al igual que el torso, y se mueven con entera libertad. Cuando llegue a la costa, salga del agua y séquese al calor del sol. Luego recoja una bata o un albornoz ligero del suelo y póngaselo antes de regresar a la silla en la que está sentado. Por último, exhale y abra los ojos.

Tenga paciencia con estos ejercicios. La reducción de nódulos requiere tiempo. Por fortuna, ésta no es una enfermedad que implique un riesgo inmediato para la vida, de modo que podrá beneficiarse de un período de espera relativamente libre de ansiedad mientras trabaja en esta dolencia.

ASMA

Nombre: **Exorcismo**
Intención: Curar los pulmones.
Frecuencia: Todos los días (por la mañana), en sesiones de 3 minutos (1 minuto cada vez que experimente jadeos), durante 7 días.

Nombre: **El pinar**
Intención: Atajar un ataque asmático.
Frecuencia: Al principio de un ataque, durante 3 a 5 minutos.

Nombre: **Luz en el lago**
Intención: Respirar con normalidad.
Frecuencia: Tanto tiempo como sea necesario, cada 15 a 30 minutos, durante 2 a 3 minutos.

El asma es un trastorno respiratorio que se caracteriza por una sensación de ahogo en la fase de exhalación. Afecta la flexibilidad de los pulmones, de manera que con el tiempo el tejido pulmonar pierde su capacidad de extensión, lo cual conlleva, en último término, dificultades respiratorias graves que pueden incluso provocar la muerte. Alergias, infecciones y emociones contribuyen al desarrollo del asma. La alergia es una reacción a

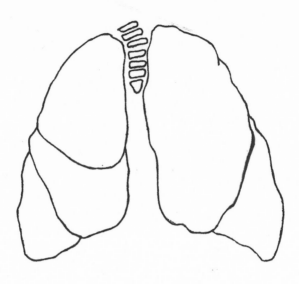

determinadas sustancias del medio ambiente, mientras que la infección va asociada a una invasión bacteriana. La contribución emocional parece proceder principalmente de problemas intrincados de dependencia, relacionados sobre todo con la lucha por la independencia respecto a la influencia materna, aunque a veces la influencia perturbadora puede ser de origen paterno. En cualquier caso, no obstante, mi experiencia clínica ha demostrado que la dolencia está casi siempre condicionada por uno de los padres. El jadeo asmático tiene un significado positivo y uno negativo. El positivo es la expresión del deseo de respirar libremente..., de ser libre. El aspecto negativo es considerado, por lo general, como un indicio del temor a la ruptura respecto a la influencia paterna o materna.

Respecto al primer ejercicio, **Exorcismo**, no tema que pueda producir un sentimiento de culpa o dolor. No se trata de un proceso de provocación de culpa, y tampoco es peligroso.

Exorcismo

Cierre los ojos. Exhale tres veces. Imagínese a sí mismo quitándose la ropa. Mírese en un espejo desnudo de la cabeza a los pies. En el espejo, tóquese con el índice derecho (el izquierdo, si es usted zurdo) la parte superior del pecho y describa un círculo completo alrededor de la espalda. Tóquese ahora la zona donde siente las principales molestias y *vea la persona que propicia su asma, esto es, observe a quién pertenece el rostro que aparece en esa zona.* ¿Quién está restringiendo su respiración, y qué color aparece allí? Expulse ese color mediante exhalaciones largas y lentas, al mismo tiempo que saca de la zona a la persona que ha visto, al principio con la mayor suavidad que pueda. Si esa persona no se marcha fácilmente, utilice una fuerza más intensa, desde la suavidad hasta la violencia, recurriendo tal vez al extremo de cortar a la persona con un escalpelo de oro. Cuando expulse a esa persona, dígale que ya no le permite que permanezca en el interior de su cuerpo, que debe marcharse y quedarse a una distancia alejada de usted. Dígale que ya no será nunca más bienvenida en su cuerpo ni le dejará que vuelva a entrar. Después de la expulsión, contémplese mientras se hace muy, muy alto y extiende los brazos hacia el cielo, en todo el trecho hasta el sol. Coja un pedazo de sol en las palmas de sus manos y colóquelo en el sitio que acaba de quedar vacío. Observe cómo se cura la zona, y repare en su aspecto y sus sensaciones. Luego, vístase de nuevo, exhale una vez y abra los ojos, consciente de que ahora respira con facilidad.

El pinar

Cierre los ojos. Exhale tres veces e imagínese en un pinar. Sitúese junto a un pino y aspire la aromática fragancia del árbol. Mientras espira, sienta cómo esa exhalación desciende por todo su cuerpo y sale por las plantas de sus pies. Fíjese en el aire exhalado, que emana en forma de humo gris y se hunde profundamente en la tierra. A continuación abra los ojos y respire con facilidad.

Luz en el lago

Cierre los ojos, exhale tres veces y sumérjase al fondo de un lago, aspirando fácilmente y espirando despacio cuando ingrese en el lago y se introduzca bajo el agua. Quédese en el fondo del lago, envuelto en una luz dorada. Después, salga del lago y sitúese bajo un arce próximo a la orilla. Tome una hoja de arce, pálpela y experimente su textura. Luego entre en la hoja y asimílese al proceso de respiración de la misma. Seguidamente, abandone la hoja, consciente de que su propia respiración está regulada. Abra los ojos.

AUSENCIA DE VERSIÓN (rotación del feto)

Nombre: **Inversión del feto**
Intención: Girar el feto en su útero.
Frecuencia: Cuando sea necesario, una vez, durante un máximo de 3 minutos. Repita una vez más en caso necesario.

Versión es el término médico que designa la rotación de un feto en el útero con anterioridad al parto. El pensamiento médico acepta comúnmente que el cuerpo influye en la condición mental y las emociones, esto es, que los procesos físicos originan efectos mentales. Esta perspectiva se hace extensiva también al tratamiento, en el que los fármacos no sólo producen efectos mentales, sino que se cree que curan asimismo los trastornos emocionales. En buena lógica, se deduce que lo contrario es también cierto: lo mental puede propiciar cambios físicos. Yo he recopilado una cantidad considerable de casos clínicos que demuestran el inmenso poder que nuestras funciones mentales tienen de in-

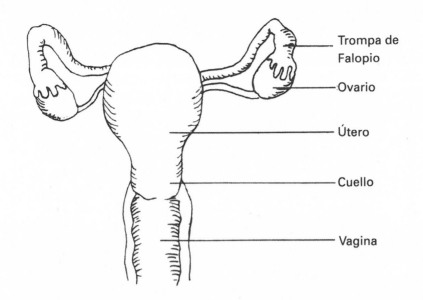

Trompa de Falopio

Ovario

Útero

Cuello

Vagina

fluir en el cuerpo y las emociones. En mi experiencia, este supuesto ha quedado asombrosamente confirmado por el caso de dos mujeres que lograron girar sus fetos respectivos mediante el uso de la visualización. Ambas se hallaban en el octavo mes de gestación. Se les diagnosticó a ambas que tendrían un parto de nalgas y que el feto no podía recuperar su posición normal. Gracias a **Inversión del feto**, consiguieron hacer lo que presumiblemente no era factible por procedimientos médicos. La fe puede mover fetos de la misma forma que mueve montañas. No deje que nadie le diga lo contrario.

Inversión del feto

Cierre los ojos. Exhale tres veces e introdúzcase en su cuerpo por cualquier abertura. Provista de una luz, ábrase camino hasta el útero. Entre en su útero *con cuidado* a través del cuello, y localice el feto. Luego, *con cuidado* y *muy despacio*, gire el feto hasta la posición normal, con la cabeza en dirección a la vagina. Note las sensaciones, si las hay, que experimenta al hacer eso. Una sensación dolorosa, si la tiene, le indicará que lo está consiguiendo. A continuación abandone su cuerpo *exactamente por el mismo lugar por donde entró*: salga del útero a través del cuello y recorra la ruta de acceso en sentido inverso. Cuando esté fuera de su cuerpo, exhale una vez y abra los ojos. Durante los tres días siguientes, regrese a su útero y compruebe con la imaginación si la versión (rotación) ha tenido lugar. Una semana después del ejercicio, acuda a su médico para que la examine. Si el feto no ha girado hasta la posición normal de parto, repita el ejercicio, pero esta vez con mayor convicción.

BULIMIA

Nombre: **La Vía Láctea**
Intención: Refrenar el ansia por comer.
Frecuencia: Antes de entregarse a comer, hasta que experimente una sensación de lleno en el abdomen.

Bulimia es la palabra semitécnica que designa el comer excesivo, seguido de vómitos. La persona bulímica puede ingerir grandes cantidades de comida y sin embargo permanecer delgada, a causa del vómito. Por lo general, este trastorno sugiere la aparición de inhibiciones relacionadas con el crecimiento. Esta dificultad afecta principalmente a las mujeres, y manifiesta lo que les ocurre en las fases iniciales de la pubertad, cuando los cambios sexuales y emocionales que experimentan no son bien acogidos por sus padres, incomodados por la incipiente feminidad de su hija. En respuesta a la inhibición del padre, la adolescente castiga su propio cuerpo y mente como reacción intensa al problema de su padre. Para restablecer su salud normal, y no sólo acabar con la bulimia, la chica debe desterrar sus sentimientos de culpabilidad innecesarios y asumir su condición de mujer adulta. Nos ocuparemos aquí del problema inmediato, es decir, trataremos de refrenar la glotonería. Es probable que el alivio de este trastorno aporte un nuevo conocimiento de sí mismo que guiará al bulímico en los pasos adicionales hacia la autocuración. Utilizo un ejercicio derivado del significado original de *bulimia*, que es «vaca».

Recurra a este ejercicio, en el que visualizará la inmensidad de nuestra galaxia, cuando sienta un deseo impulsivo de comer. Si experimenta una sensación de lleno en el abdomen, significará que está haciendo progresos. Se necesita fe para dar este paso, y la confianza en que un medio nutritivo se desarrollará a su alrededor. Si da ese paso, el universo le proporcionará ese medio.

La Vía Láctea

Cierre los ojos. Exhale tres veces e imagine una vaca paciendo a gusto en un prado. En cuanto la vaca haya terminado de comer, vea cómo salta hacia la Vía Láctea. Compruebe que esa Vía Láctea mana de las udres de la vaca hasta usted mientras permanece debajo de la luna con la cabeza levantada hacia el fluido lácteo, dejando que éste caiga en su boca abierta. Siéntase saciado y satisfecho. Luego experimente la plenitud ·en su abdomen, y abra los ojos.

CÁNCER

Nombre: **Las manos de Dios** y **Manos luminosas**
Intención: Extirpar el cáncer.
Frecuencia: Tres veces al día, durante 1 a 2 minutos, en nueve ciclos de 21 días de uso y 7 de descanso.

El cáncer es una enfermedad provocada por muchas causas: emocionales (pérdidas, aflicción, depresión), ambientales (contaminación ambiental del agua, atmósfera, alimentos, y los efectos de la exposición radiactiva), sociales (rupturas en las relaciones sociales, familiares o profesionales), morales/éticas (errores en la integridad de la conducta moral). Tomar conciencia de estos factores contributivos supone un paso muy importante hacia el fomento de la curación del cáncer. Si le incomoda trabajar en esta tarea por su cuenta, pida ayuda a un profesional clínico con experiencia que acepte esas condiciones como factores contributivos en el cáncer. No se deje vencer por los escrúpulos a la hora de solicitar este tipo de ayuda, y, por encima de todo, no se sienta culpable ni intimidado si su médico no se muestra de acuerdo con su decisión de explorar terapias complementarias. Haga lo que *usted* deba hacer. Su vida es lo primero y prioritario. Asuma la responsabilidad sobre sí mismo.

Le propongo seguidamente dos ejercicios para la curación del cáncer en general que puede utilizar cualquier persona aquejada de esta enfermedad. No puedo prescribir ejercicios para casos específicos de cáncer porque la curación de esta dolencia mediante visualización *debe* ser dirigida por el médico. He mencionado anteriormente que la visualización está vinculada a una intensa actividad fisiológica –en un cierto sentido, que es del que trata el presente libro–, y conviene tomar precauciones para *no* mover células cancerígenas a través de la actividad visualizadora. La dosis e intensidad de la terapia de visualización han de prescribirse para cada caso de forma individual. Sin embargo, los ejercicios generales que explico a continuación pueden resultar útiles para mejorar la condición global. El primer ejercicio es para quienes tienen tendencias religiosas.

Las manos de Dios

Cierre los ojos. Exhale tres veces e imagine que *está* en las manos de Dios. Exhale una vez más. Considerando sus propias manos como si fueran las del Todopoderoso, toque con ellas la región afectada, limpiando cuidadosamente toda la suciedad y contaminación y *reparando* lo que esté estropeado (por ejemplo, recomponiendo las fibras de la pared del colon). Luego, exhale una vez y contemple su cuerpo en un estado *perfecto*. Su rostro aparece feliz y sonriente, y su cerebro funciona de maravilla. Complázcase en sí mismo, y véase bañado por una ducha de luz solar procedente de arriba. Siéntase orgulloso del cuerpo que ha reparado. Por último, abra los ojos.

Manos luminosas

Cierre los ojos. Exhale tres veces y observe cómo sus manos se convierten en sendos rayos de luz. Entre en su cuerpo con ellos y diríjase al lugar afectado. Recoja todo lo que encuentre allí mientras inhala rápidamente. Luego saque en seguida las manos luminosas, llevando el material dañado en ellas. Arrójelo todo detrás de usted. Vea después una pequeña cascada sobre su cabeza y báñese en ella, sintiéndose limpio por completo. Luego abra los ojos.

CATARATAS

Nombre: **La cascada**
Intención: Curar una catarata.
Frecuencia: Cada 1 o 2 horas en estado de vigilia, durante 3 minutos, en tres ciclos de 21 días de uso con 7 de descanso en medio. En caso necesario, repita otros tres ciclos de 21 días de uso y 7 de descanso.

Una catarata es una opacidad del cristalino del ojo originada por depósitos de calcio en el cristalino. Por consiguiente, la visión va haciéndose borrosa hasta el extremo de la ceguera. Por supuesto, no sólo buscaremos las causas físicas de esta dificultad, sino también las de carácter emocional. Mi experiencia ha demostrado que todos los pacientes aquejados de cataratas no querían ver algo especialmente doloroso en el plano emotivo. Un hombre, por ejemplo, no deseaba verse literalmente a sí mismo envejecer.

Las nuevas técnicas quirúrgicas para el tratamiento de las ca-

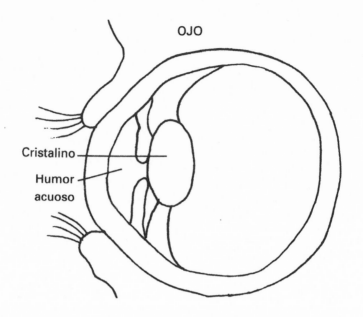

OJO

Cristalino

Humor
acuoso

taratas parecen efectivas. Como quiera que las cataratas evolucionan de forma lenta, tal vez desee probar este ejercicio antes de recurrir a la cirugía.

A efectos de nuestro trabajo de visualización, conviene saber que una catarata, como sugiere su nombre, es también una cascada. Esta imagen tiene una gran utilidad a la hora de diseñar la visualización que puede emplearse para la eliminación de la opacidad.

Trate de estar relajado cuando realice este ejercicio. No cometa el error de sentirse impaciente por que ocurra un milagro. Piense que esta dolencia ha ido desarrollándose durante varios años, y no es probable que desaparezca de la noche al día. Como he significado anteriormente, la curación requiere una participación activa por su parte y un cierto tiempo.

Una observación más: Tal vez se sorprenda al principio cuando do perciba una imagen relacionada con una pasta de saliva. En el milagro en que Jesucristo curó un hombre ciego, escupió en los ojos del invidente. Este procedimiento curativo era comúnmente utilizado por los profetas de la Tierra Santa.

La cascada

Cierre los ojos. Exhale tres veces y véase a sí mismo debajo de una gran cascada. Imagine que puede quitarse el cristalino del ojo y verlo en la palma de su mano. Fíjese en lo empañado que está. Póngalo bajo la cascada y lávelo a conciencia con el agua impetuosa, limpia, clara y transparente. Vea y sienta como la catarata se va corroyendo hasta que todas las partículas se han disuelto en el agua que cae. Exhale una vez. Antes de volver a colocar el cristalino en su ojo, pida a un hombre santo (si es usted religioso) o alguien muy querido que aplique una pasta de saliva tanto en el cristalino como en el espacio vacío que éste ocupaba, para protegerlos de la acumulación de nuevos depósitos. Acto seguido, reponga el cristalino. Sepa que ahora está limpio. Abra los ojos.

CATARRO (véase **Infecciones del aparato respiratorio superior**)

CONJUNTIVITIS

Nombre: **Curación egipcia**
Intención: Eliminar la inflamación.
Frecuencia: Tres veces al día, durante 1 a 2 minutos, en un ciclo de 21 días.

Esta inflamación de la membrana mucosa del párpado, por lo general el inferior, origina un enrojecimiento e hinchazón de la zona. Es una afección benigna, y puede reflejar una serie de factores que incluyen el cansancio y fatiga, una carencia vitamínica –sobre todo de vitamina C– y el llanto vinculado a una sensación de pérdida y aflicción. Este último factor podría considerarse como altamente contributivo a la inflamación ocular.

Con independencia del factor o factores predisponibles, el ejercicio descrito en la pág. 89 o el ejercicio de **Curación egipcia** que se presenta a continuación pueden resultar bastante beneficiosos.

Curación egipcia

Cierre los ojos. Exhale tres veces. Imagine que se encuentra en un vasto campo abierto y utilice el procedimiento de **Curación egipcia**. Dirigiendo los ojos y las manos pequeñas a su(s) párpado(s), observe el aspecto del párpado a través de los cinco ojos, y seguidamente utilícelos para ver con claridad todo lo que sus manos pequeñas estén haciendo. En una de esas manos tiene un plumero dorado con el que limpiará todo el enrojecimiento e inflamación de la conjuntiva. Con otra de sus manos pequeñas, proyecte una línea de luz azul de un tubo de rayos láser sobre la superficie de la conjuntiva cuyo enrojecimiento acaba de limpiar. Observe, sienta y sepa que la conjuntiva está sanando con normalidad. Seguidamente, concluya el procedimiento de **Curación egipcia** de la forma usual descrita para ese ejercicio (véase pág. 55). Por último, exhale y abra los ojos.

CULPABILIDAD

Nombre: **El lazo rojo** y **La conciencia parlante**
Intención: Eliminar los sentimientos de culpa.
Frecuencia: Una vez al día, durante 3 a 5 minutos (para **La conciencia parlante**, sólo hasta 3 minutos), en un ciclo de 7 días. Si cree necesario continuar, hágalo durante 14 días más.

Mucho se ha hablado de los sentimientos de culpa, que van asociados a menudo a la conciencia. De hecho, la conciencia está presente en algunos, aunque no todos, de nosotros para impedir que llevemos a cabo actos destructivos contra nosotros mismos o contra otras personas. En términos técnicos, lo que sentimos tras la perpetración de un acto que va contra nuestra conciencia es remordimiento, si bien se denomina comúnmente culpabilidad. La conciencia nos impide cometer esa clase de acciones de antemano. El remordimiento, entendido como «sentimientos culpables», es una respuesta subsiguiente al hecho. Como quiera que se llame esa respuesta, estos sentimientos ofuscan el desarrollo personal, por cuanto suponen un modo de eludir la responsabilidad sobre la conducta que hemos exhibido, o sobre la conducta que no hemos puesto en práctica. En otras palabras, no sólo nos sentimos culpables por lo que hemos hecho, sino también por aquello que no hemos hecho. En cualquier caso, no se quede encadenado al pasado. Asuma la responsabilidad sobre la acción que ha realizado o ha negligido. Sepa que sus actos implican consecuencias que usted debe acarrear, perdonarse y reparar ante la persona perjudicada u ofendida. Compense su error, si le resulta posible, y siga viviendo en el presente, tratando de comportarse con toda la ética de que sea capaz.

Los ejercicios siguientes se han erigido en poderosos aliados en la lucha que muchos de mis pacientes han protagonizado para escapar a la influencia paralizadora de los sentimientos de culpa. Averigüe cuál de estos ejercicios se adapta mejor a su caso y trabaje con él. Resulta asombroso lo que puede descubrir sobre sí mismo a través de la exploración de su culpabilidad.

El lazo rojo

Cierre los ojos. Exhale tres veces. Vea un lazo rojo delante de usted. Escriba en este lazo las características de las que le gustaría librarse, incluida la culpabilidad. Ordene esas características según la importancia que tienen para usted. Póngase el lazo en torno al cuello. Exhale una vez y diríjase de la ciudad al desierto..., uno que haya visto o sobre el que haya leído. Localice allí una cascada con una enorme roca al lado. Excave un hoyo delante de la roca. Tome todas las características escritas en el lazo y arrójelas al hoyo una por una, exhalando mientras nombra cada característica (no en voz alta, sino *allí*, en el desierto). Después, coloque el lazo sobre la roca y quémelo. Eche las cenizas al agujero, cubra éste con arena y coloque la roca encima de él. Exhale de nuevo y vaya a la cascada. Trepe desde el fondo hasta la cima por la propia corriente. Vea, note y experimente la fuerza del agua precipitándose sobre usted, lavándole y llevándose cualquier residuo de culpa. En cuanto haya alcanzado la cima, extienda las manos, con las palmas hacia arriba, en dirección al sol, tome un trozo de éste en sus manos y colóquelo donde quiera o en su propio cuerpo, para que le proporcione salud y bienestar. Exhale una vez más y abandone la cascada. Deje que el sol le seque. Póngase un albornoz o una bata limpia y regrese a la silla, consciente de que su culpa ha desaparecido. Luego abra los ojos.

La conciencia parlante

Cierre los ojos. Exhale tres veces. Imagínese a sí mismo hablando a la persona que está en conflicto con usted por la misma razón que le hace sentirse culpable. Exprésese con sinceridad, diciendo qué es lo que alimenta su culpabilidad. Luego invierta los papeles con la otra persona. Ocupe su lugar y hable consigo mismo como si fuera el otro. Exhale una vez. A continuación vuelva a ser usted mismo y exprese a su interlocutor el resentimiento que subyace bajo su culpabilidad. Exhale de nuevo. Intercambie los papeles y responda a lo que ha sentido. Exhale una vez. Sea usted mismo de nuevo y manifieste las exigencias que subyacen bajo ese resentimiento. No disfrace sus exigencias en forma de preguntas o acusaciones. Exhale una vez más. Sea la otra persona y responda a las exigencias que acaba de plantear. Repare en lo que experimenta físicamente cuando invierte los papeles. ¿Qué es lo que dice cuando es el otro? Por último, abra los ojos.

DEPRESIÓN

Nombre: **La gota de esperanza**
Intención: Desterrar la desesperación.
Frecuencia: Tres veces al día, durante 1 a 3 minutos, en un ciclo de 21 días.

Nombre: **La escalera de la vida**
Intención: Superar las obsesiones relacionadas con la depresión.
Frecuencia: Cada 2 horas, pero no más de seis veces al día, durante 2 a 3 minutos, hasta que se sienta aliviado.

Nombre: **Disipar los nubarrones**
Intención: Dejar de estar triste.
Frecuencia: Cuando se necesite, en sesiones de hasta 1 minuto.

Nombre: **Cruzar el puente**
Intención: Librarse del pesar.
Frecuencia: Dos veces al día, durante 2 a 3 minutos, en un ciclo de 21 días.

Nombre: **Reenterrar el muerto**
Intención: Eliminar la aflicción excesiva por la muerte de un ser querido.
Frecuencia: Una vez al día, durante 2 a 3 minutos, en un ciclo de 7 días.

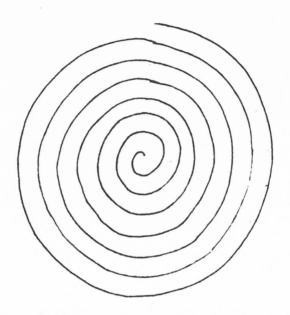

Nombres: **Limpiar un espacio, Pintura con los dedos** y **Espiral de energía**
Intención: Reponer la energía agotada, o suministrarse nuevas energías.
Frecuencia: Tres veces al día, durante 2 a 3 minutos, en ciclos de 21 días de uso y 7 de descanso hasta que se recobre la energía.

Nombre: **Salir de aguas estancadas**
Intención: Abandonar el estado de estancamiento.
Frecuencia: De dos a tres veces al día, durante un máximo de 1 minuto, en un ciclo de hasta 21 días hasta que se supere el estado.

Nombre: **Fuera de la mazmorra**
Intención: Superar la depresión vinculada a la sensación de estar atrapado.
Frecuencia: Tres veces al día, durante 1 a 2 minutos, en un ciclo de 21 días.

Nombre: **Tragarse el arco iris**
Intención: Superar la depresión vinculada a sentimientos de desesperación o aislamiento, o cambios de humor internos no relacionados con circunstancias externas.

Frecuencia: Cuatro veces al día, durante 1 minuto, en un ciclo de 21 días.

La depresión en sus varias formas –aflicción, pesar, melancolía, tristeza, mal humor y otras por el estilo– es, sin duda, el trastorno crónico de carácter emocional más extendido en el mundo. En un buen número de casos, estas diversas formas están directamente relacionadas con una *pérdida* y/o un odio a sí mismo. La mayoría de nosotros pierde algo todos los días: una persona, un ideal, un objeto, un plan, un sueño en el éxito, una esperanza... Según el grado e intensidad de la pérdida, muchas personas reaccionan con uno de los estados arriba mencionados, como la aflicción o el pesar. Si ese estado persiste durante un período excesivamente largo (más de tres meses, por ejemplo) y nuestro rendimiento empieza a disminuir junto con el apetito, el sueño, el interés por la vida y el deseo sexual, nos enfrentamos a una verdadera depresión. Existen muchas otras tendencias o síntomas que pueden manifestarse también. Es por ello que presento a continuación una serie de ejercicios diversos. Probablemente encontrará usted uno o más que le resulten de utilidad.

La extensión de los estados depresivos subraya el carácter universal de la pérdida. Casi nadie queda exento de la experimentación de una depresión. Es la precursora de la muerte, y requiere nuestra atención y preocupación máximas. Desde mi punto de vista, no hay nada en este mundo que nos requiera una mayor atención, puesto que todas las personas pasan por este trance en algún momento de su vida. Paradójicamente, esta experiencia universal debe ser recibida con ecuanimidad, no con consternación. La pérdida, puesto que nos afecta a todos, representa una oportunidad permanente para entender la fragilidad de la vida física.

La gota de esperanza
(dos ejercicios)

1. Cierre los ojos. Exhale tres veces e imagínese a sí mismo sosteniendo un vaso de agua pura y transparente. Fíjese en lo que ocurre cuando una gota de tinta negra cae de repente dentro del agua.

Observe y escuche el descenso de la gota de tinta, y la agitación rítmica y ondulada del agua. Escuche lo que le dice el agua cuando ha sido herida o perturbada por la gota negra. ¿Qué siente usted? Viva esas sensaciones intensamente, permitiendo que le invadan. Luego limpie su interior bebiéndose el contenido de un vaso de agua pura y transparente. Abra los ojos, consciente de que la desesperación ha desaparecido.

2. Cierre los ojos. Exhale tres veces. Deje caer una gota de tinta blanca y espesa en el agua pura y transparente. Observe cómo se sumerge en el agua. Contemple y escuche el descenso de la gota y la agitación rítmica y ondulante del agua. Escuche lo que le dice el agua cuando ha sido herida o perturbada por la gota blanca. ¿Qué siente usted? Viva esas sensaciones intensamente, dejando que le llenen por completo. Seguidamente, limpie su interior bebiéndose el contenido de un vaso de agua pura y transparente. Abra los ojos, sabedor de que la desesperación ha desaparecido.

La escalera de la vida
(para la depresión relacionada con pensamientos obsesivos
[incesantemente repetitivos])

Cierre los ojos. Exhale tres veces. Imagínese dentro de una vasta mansión. Véase a sí mismo bajando por la escalera de servicio. Repare en todo aquello que ve y siente. Luego obsérvese mientras sube por la escalera principal. Advierta de nuevo lo que ve y siente. ¿Qué encuentra cuando llega al final de la escalera? Abra los ojos.

Disipar los nubarrones
(para un sentimiento general de tristeza)

Cierre los ojos y vea unas nubes negras sobre su cabeza. Obsérvese a sí mismo debajo de esos nubarrones mientras los disipa hacia la izquierda soplando tres veces (en la imaginación, *no* físicamente). Luego mire al cielo, a su derecha, y vea cómo el sol aparece en el cielo, encima de usted. Cuando haya terminado, sepa que los nubarrones se han marchado y abra los ojos.

Cruzar el puente
(para la depresión relacionada con el pesar)

Cierre los ojos y exhale tres veces. Véase a sí mismo cruzando un puente hacia atrás. Diga adiós a las personas que ha querido y que no le han hecho daño. Ignore aquellas que le han herido o perjudicado al mismo tiempo que camina de espaldas hacia el otro extremo. Cuando alcance el lado opuesto, vuele el puente entre el presente y el pasado. Luego, dese la vuelta y explore su nuevo destino. Camine por este nuevo territorio hasta que encuentre una nueva residencia y se sienta cómodo. Puede examinar este nuevo domicilio, si lo desea. Finalmente, abra los ojos.

Reenterrar el muerto
(para la depresión relacionada con la aflicción por la muerte de alguien que ha sido enterrado)

Cierre los ojos. Exhale tres veces y véase a sí mismo en el cementerio recuperando el cuerpo de la persona querida. Observe a sus familiares y amigos alrededor de usted mientras vuelve a enterrar el cuerpo y coloca flores sobre la tumba. A continuación, recite una breve oración o pensamiento. Luego dese la vuelta y mírese mientras abandona el cementerio, feliz, radiante, sonriente, a la vez que recita una oración o pensamiento breve. Después, exhale y abra los ojos.

Los tres ejercicios siguientes para la depresión asociada con la pérdida de energía y motivación se sirven de actividades físicas en lugar de visualización. Los incluyo aquí debido a su facilidad y eficacia en el tratamiento de este tipo de depresión.

Limpiar un espacio

Limpie físicamente un espacio reducido de su casa: un lavabo, un espejo, una ventana, un suelo, una mesa, etc. Hágalo con la intención de limpiar al mismo tiempo su interior de la melancolía, el pesimismo o aquello que desee desterrar.

Pintura con los dedos

Disponga una lámina de dibujo de papel blanco sin pautar. Pinte lo que quiera con los dedos usando pintura amarilla, anaranjada y roja, mientras toma conciencia de que su humor está mejorando.

Espiral de energía

Trace sobre una lámina de dibujo, con un lápiz, una línea espiral desde el centro hacia fuera, tal como se muestra en el diagrama. Dibuje todas las espiras que quiera, con la intención de suministrarse energía.

Salir de aguas estancadas
(para la depresión relacionada con la sensación de estancamiento)

Seguro que habrá oído la expresión «Estoy estancado», que se dice cuando uno se siente triste, apático o indolente. Si usted experimenta esta condición, entonces, desde el prisma de la visualización, está de suerte. Eso se debe a que esas aguas estancadas (*Doldrums*, en inglés) existen en realidad. Se localizan en el Océano Índico, frente a la costa de África, en una zona de escasa actividad climática donde no hay, esencialmente, ni vientos ni otros tipos de turbulencias. Ahora que ya sabe dónde está, ya puede zarpar.

Cierre los ojos y exhale tres veces. Imagine que navega por aguas estancadas. Usted es el patrón de su barco. Sepa que cuando haya sacado su nave de las aguas estancadas, se encontrará mejor. Vea, sienta y experimente cómo maniobra el barco hacia un nuevo destino. Luego abra los ojos.

Fuera de la mazmorra
(para la depresión relacionada con la sensación de estar atrapado)

Cierre los ojos. Exhale tres veces y véase a sí mismo encerrado en una mazmorra sin techo. Exhale de nuevo y escale los muros de la mazmorra para salir de ella. No pare hasta que no llegue hasta arriba. Utilice todos los medios que se le presenten. Recuerdo que, en la imaginación, *todo* es posible. Luego, en cuanto sepa que ya no está encerrado, abra los ojos.

Tragarse el arco iris

*(para la depresión relacionada con sentimientos
de desesperación, aislamiento, o para cambios
de humor internos no sujetos a circunstancias externas)*

Cierre los ojos. Exhale tres veces e imagine que se está tragando un arco iris. Sienta y experimente la mejoría que esta ingestión le proporciona. Recréese en esta sensación unos instantes. Después, abra los ojos.

DESCONFIANZA

Nombre: **Sea su propio héroe**
Intención: Estimular el amor propio o la confianza en sí mismo.
Frecuencia: Dos veces al día, durante 1 a 2 minutos, en un ciclo
de 21 días.

Si, por desgracia, usted se siente involuntariamente decepcionado consigo mismo, le apuesto a que ello se debe a que se está comparando con otra persona. Se trata de un error muy grave. Usted no ha caído aún en la cuenta de que es incomparable. No hay otro como usted en todo el mundo, ni siquiera su doble. El ejercicio que le propongo a continuación es muy simple. Constate los cambios que se registren en su persona durante el período de tres semanas en que lo utilice.

Sea su propio héroe

Cierre los ojos. Exhale tres veces. Sea su propio héroe. Actúe como lo haría su héroe, supere todos los obstáculos y adversidades que le salgan al paso en su vida. Luego abra los ojos.

DESORIENTACIÓN

Nombre: **Canción del telar**
Intención: Dar un sentido a la vida.
Frecuencia: Una vez al día, de 3 a 5 minutos, durante tres días. Utilícelo a cada ocasión en que necesite dar un sentido a su vida.

Mucha gente padece una sensación de desorientación o falta de dirección en la vida. De hecho, esta sensación se ha convertido en un fenómeno social. Lo vemos en la cifra en aumento de las personas sin hogar que hay en el mundo y en la gran cantidad de personas sanas que no tienen trabajo. (En agosto de 1988, *The New York Times* informaba que un 45 por ciento de los neoyorquinos sanos estaban en el paro.) La desorientación se puede experimentar de diversas formas y en varios niveles, según cada caso. El ejercicio de visualización que sigue, basado en el conocimiento de los indios navajos, le resultará muy beneficioso para corregirla.

Canción del telar

Cierre los ojos. Exhale una vez. Véase, siéntase y pálpese sentado ante un telar, tejiendo el patrón de su vida tal como le gustaría que fuera. Escoja los hilos de la miríada que tiene al lado. Observe sus manos como cielo y tierra combinándose en ese tapiz mientras escucha la canción que el telar canta a su eternidad. Luego abra los ojos.

DIABETES

Nombres: **El acróbata** y **Regreso a la naturaleza**
Intención: Normalizar la producción de insulina en el páncreas.
Frecuencia: **El acróbata:** Cuatro veces al día (antes de cada comida y a la hora de acostarse), en tres ciclos de 21 días de uso

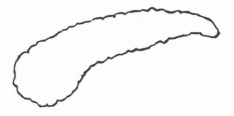

y 7 de descanso. La primera semana de cada ciclo, realice el ejercicio durante 2 a 3 minutos; la segunda semana, de 1 a 2 minutos; la tercera, de 30 segundos a 1 minuto.

Frecuencia: **Regreso a la naturaleza:** Dos veces al día (a primera hora de la mañana y al atardecer), durante 1 a 2 minutos, en tantos ciclos de 21 días de uso y 7 de descanso como sean necesarios (en ocasiones basta con uno) para equilibrar el flujo de insulina.

Uno de los principales agentes químicos reguladores del azúcar que se producen en el organismo es la insulina. Se genera en el páncreas, un órgano alargado con aspecto de puente que se localiza detrás del estómago, en la región superior izquierda del abdomen, y discurre desde el bazo, en el costado, hasta el duodeno (la primera parte del intestino delgado), en el centro del abdomen superior. La diabetes es una enfermedad que tiene que ver a menudo con una alteración en la producción de insulina y la presencia de glucosa (azúcar) en el metabolismo. (Investigaciones recientes demuestran que algunos diabéticos son sensibles a los cereales manufacturados o a las grasas saturadas más que al azúcar refinado.) La diabetes es una afección que revela *amargura* en nuestra vida. La diabetes incita a que endulcemos la vida, y eso puede hacerse imaginando que cruzamos un puente desde la vieja vida amarga hasta una nueva vida más dulce. La travesía del puente es específica para la diabetes y representa otro significado asociado con esta enfermedad: que deben propiciarse cambios si no queremos quedarnos parados y amargarnos más. Tras completar tres ciclos de **El acróbata** o un ciclo de **Regreso a la naturaleza**, consulte con su médico para comprobar si se debe modificar su medicación.

El acróbata

Cierre los ojos. Exhale tres veces e imagínese a sí mismo atravesando un arroyo. Conviértase en un acróbata, dando volteretas, saltos y giros en el aire mientras se dirige hacia la orilla contraria. Allí le aguarda una cálida bienvenida en una nueva tierra. Cuando gane la otra orilla, sepa que su diabetes se ha hundido en el fondo del río. De igual modo, propóngase hacer algo «dulce» para sí mismo al menos una vez al día.

Regreso a la naturaleza

Cierre los ojos. Exhale tres veces e imagínese que está en un prado. Sitúese en medio de este prado, en comunicación con la naturaleza y con su propio estado natural más elevado. Conozca y sienta la belleza de ambos. Exhale una vez. Asimile, guste y experimente la dulzura de la vida a través de este contacto. Sepa que su flujo de insulina se está normalizando. Abra los ojos en cuanto sienta el flujo normal.

DISLOCACIÓN DE HOMBRO

Nombre: **Colocar el hombro**
Intención: Volver a poner el hombro en su lugar.
Frecuencia: Cuando se requiera, durante 30 segundos.

Muchas personas experimentan dislocaciones espontáneas de las articulaciones, sobre todo del hombro. A menudo, estas dislocaciones se dan como consecuencia de una actividad atlética vigorosa. Resulta útil comprender el significado del hombro, claramente reflejado en expresiones como: «arrimar el hombro», «llevar a hombros», «mirar por encima del hombro», etc. A veces, las cargas que llevamos a hombros son demasiado pesadas y éstos terminan por ceder.

Yo viajaba en el metro en cierta ocasión cuando me encontré con un conocido, un joven de poco más de veinte años. Mientras charlábamos, yo sentado y él de pie, agarrado a un asidero, lanzó de repente un grito de dolor y cayó al suelo, retorciéndose agónicamente. Me contó que su hombro presentaba una dislocación crónica, y que el dolor podía declararse en cualquier momento y en cualquier parte. Yo le instruí en el ejercicio **Colocar el hombro**. Cuando hubo concluido el ejercicio, el muchacho parpadeó varias veces, movió el brazo con normalidad, advirtió que el dolor había desaparecido, y me dio sus más expresivas gracias.

Colocar el hombro

Cuando sufra una dislocación de hombro y esté lo bastante tranquilo como para poder visualizar, cierre los ojos y observe como su hombro entra de nuevo, suavemente, en la articulación. Luego, vea su brazo, colgando en la posición normal. Una vez terminado el ejercicio de visualización, vuelva a poner el hombro en su sitio físicamente. Puede hacerlo usted mismo, o puede pedir a alguien que esté familiarizado con este problema que le ayude, pero sólo *después* del ejercicio de visualización.

DOLORES

Nombre: **Viaje indoloro**
Intención: Detener el dolor.
Frecuencia: Cada 10 a 15 minutos, durante 3 a 5 minutos, hasta que desaparezca el dolor.

Nombre: **Reconciliación con el dolor**
Intención: Detener el dolor.

Frecuencia: Cada 10 a 15 minutos, durante 2 a 3 minutos, hasta que desaparezca el dolor.

Nombres: **A través de la lupa, Asir el dolor** y **El pájaro servicial**
Intención: Detener el dolor.
Frecuencia: Cada 10 a 15 minutos, durante 1 a 2 minutos, hasta que desaparezca el dolor.

Nombre: **Cohetes al espacio**
Intención: Eliminar el dolor de cabeza.
Frecuencia: Cada 10 a 15 minutos, durante 1 a 2 minutos, hasta que desaparezca el dolor.

Nombre: **Vaciar el alvéolo**
Intención: Detener el dolor de muelas.
Frecuencia: Cada 5 minutos, durante 1 a 2 minutos, hasta que desaparezca el dolor.

El dolor es un mecanismo importante en el funcionamiento del cuerpo. Nos advierte de la presencia de algún problema. En este sentido, no es sólo un «adversario», un enemigo que deseamos exterminar a cualquier precio, sino también un mensajero, una especie de maestro que indica algún peligro. En inglés, la raíz de la palabra dolor, *pain*, significa «castigo»; en sánscrito, significa «purificación».

Como ya he explicado anteriormente, cuando usted busca una imagen que exprese una determinada emoción o sensación, la imagen suele acudir de inmediato. En ningún caso este hecho se hace más evidente que cuando se trabaja con el dolor.

He incluido aquí cinco ejercicios para el dolor en general, uno para el dolor de cabeza y uno para el dolor de muelas. (En este último caso, debería consultar con su dentista a fin de determinar la causa del dolor. Si el dolor de cabeza persiste, visite a su médico.)

Seleccione el ejercicio, o una combinación de ellos, que le aporte alivio. Después de realizarlos, concédase tiempo para comprobar si el dolor ha desaparecido. Tómese 5 o 10 minutos para averiguarlo. En medio de todo esto, trate de encontrar algún motivo que justifique el dolor. ¿Existe algún castigo, un sentimiento de culpa, algún mensaje? Para el dolor de muelas, busque cualquier pérdida grave que pueda haber sufrido recientemente. Si no encuentra nada, aún puede trabajar en la eliminación del dolor. Si encuentra algo, entonces puede tener lugar una experiencia de aprendizaje complementaria. Analice esos mensajes y afróntelos directamente. Puede que advierta de inmediato la necesidad de emprender alguna decisión o acción en su vida. No vacile en hacerlo.

Viaje indoloro

Cierre los ojos. Exhale una vez. Visualice el dolor. Después de verlo, obsérvese a sí mismo entrando en su cuerpo con una lata de oro llena de aceite caliente y dorado. Diríjase hacia el dolor. Lleve una luz consigo y examine el dolor desde todos los ángulos. Luego eche el aceite caliente y dorado sobre el dolor, cubriéndolo por completo. Fíjese en cómo se disuelve el dolor hasta volverse dorado. Dese la vuelta y vea rayos dorados de salud y bienestar emergiendo de este punto hacia todas las partes del cuerpo. A continuación, abandone su cuerpo por la misma ruta que utilizó para entrar, consciente de que su dolor ha desaparecido. Por último, abra los ojos.

Reconciliación con el dolor

Cierre los ojos. Exhale una vez. Visualice el dolor. En cuanto lo haya visto, sepa que usted puede hacerse amigo de ese dolor entrando en él y situándose en su centro. Permanezca allí sin quejarse. (Por «quejarse», me refiero a darle atributos como «espantoso», «terrible», «insoportable», etc.; en otras palabras, no le atribuya adjetivos negativos.) Luego abra los ojos.

A través de la lupa

Cierre los ojos. Exhale una vez. Visualice su dolor. Examínelo desde todos los ángulos a través de una lupa, y seguidamente deshágase de él echándolo hacia la izquierda. Luego abra los ojos.

Asir el dolor

Cierre los ojos. Exhale una vez. Imagínese que posee unas manos muy grandes y fuertes. Con sus enormes manos, coja el dolor y arrójelo lejos. Luego abra los ojos.

El pájaro servicial

Cierre los ojos. Exhale tres veces. Vea un pájaro. Pídale que se lleve su dolor. Obsérvelo mientras va disgregando el dolor con el pico y sale volando con los trocitos. Cuando todos los trocitos hayan desaparecido, abra los ojos.

Cohetes al espacio
(para el dolor de cabeza)

Cierre los ojos. Exhale tres veces y véase a sí mismo poniendo los puntos de dolor en cohetes que despegan de su cabeza y se pierden en el espacio. Después, abra los ojos.

Vaciar el alvéolo
(para el dolor de muelas)

Cierre los ojos y exhale tres veces. Imagínese a sí mismo sacándose la muela poco a poco (emplee la cantidad de fuerza que desee para extraer la muela). Exhale una primera vez y sienta como el aire entra en la abertura, por donde asoman parte de la encía y el nervio. Exhale de nuevo y vuelva a colocar la muela en su lugar, consciente de que está sana y entera. Exhale una vez más, y fíjese en que la hinchazón se reduce mientras efectúa tres espiraciones. Luego abra los ojos.

ECCEMA

Nombre: **Dedos de palmera**
Intención: Eliminar el sarpullido o curar el eccema.
Frecuencia: Tres veces al día, durante 1 a 3 minutos, en un ciclo de 21 días.

El eccema es un trastorno de la piel que puede afectar una zona muy extensa. Es un sarpullido virulento que refleja la reacción emocional que acompaña este proceso: una ira feroz, volcánica, que no puede encontrar una vía de escape adecuada. El eccema puede desarrollarse en las primeras etapas de la vida, y tiende a convertirse en una condición crónica que suele tratarse comúnmente con cortisona, una sustancia que no resulta excesivamente eficaz en la curación del problema. Comentaré a continuación un ejemplo de este trastorno y el tratamiento que recomendé.

«Al», que se había pasado los doce últimos años furioso, padecía de eccema crónico, que le afectaba la cara y otras muchas partes del cuerpo. Había probado muchas fórmulas de tratamiento médico convencional sin éxitos duraderos, y cuando acudió a verme estaba utilizando crema de cortisona, que le proporcionaba un cierto alivio. Sin embargo, se mostró de acuerdo en interrumpir el uso de cualquier medicamento mientras probaba la visualización durante tres semanas.

Le prescribí el ejercicio **Dedos de palmera**, que es bastante sencillo.

Dedos de palmera

Cierre los ojos y exhale tres veces. Observe como sus dedos se convierten en hojas de palmera. Póngase las hojas sobre la cara. Sienta como el flujo de agua y leche que contienen se convierte en un río de miel que cura el eccema. Deje una gota de aceite de palmera sobre la zona afectada una vez finalizada la curación, y repare en su cara, completamente limpia. Luego abra los ojos.

Al me telefoneó una semana más tarde. Su cara había mejorado de forma ostensible, pero todavía experimentaba dificultades con el eccema del resto del cuerpo. Le aconsejé que se imaginara que los diez dedos de sus manos se convertían en hojas de palmera que cubrían su cuerpo como si se envolviera en ellas, y que visualizara cómo su cuerpo se iba limpiando.

Nuevamente, Al se puso en contacto conmigo al cabo de una semana, pero esta vez sufría picazón. Le sugerí un ejercicio de visualización en el que debía despojarse de su piel a la orilla de un arroyo, volverla del revés y lavarla en el río, frotando la piel vuelta del revés con un cepillo de oro de cerdas finas hasta limpiarla por completo. Luego tenía que girar la piel del derecho y volver a ponérsela, consciente de que la picazón había desaparecido.

Una semana después, Al me informó que la picazón se había detenido. Me comentó así mismo que, antes de realizar el ejercicio de visualización, se rascaba al menor indicio de picor porque le gustaba la sensación física de rascarse. La acción de rascar incrementaba el picor, lo cual aumentaba también su deleite. Tras el tercer ejercicio, descubrió que podía controlar este impulso, que por otra parte empeoraba su condición.

Durante nuestro trabajo juntos, Al tomó conciencia de cómo la erupción del eccema reflejaba sus erupciones internas. Pronto fue capaz de poner el dedo (literal y figuradamente) en el escenario de la erupción. Tras cuatro semanas de fiel aplicación de su «medicina» imaginativa, su piel quedó completamente limpia, viva y libre de picores. Se había propuesto cambiar de forma activa y, en consecuencia, había logrado mejorar su condición global de vida.

En el transcurso de una charla que mantuvimos tres años después, Al manifestó lo útil y eficaz que había resultado la visualización en la curación de su dolencia. Reconoció el hecho de que no poseía la autodisciplina suficiente como para emplear la visualización con firmeza, y añadió que, cuando no la usaba, el eccema regresaba.

EDEMA (véase Inflamación)

EFECTOS DEBILITADORES
DE LA QUIMIOTERAPIA

Nombre: **Río de sol**
Intención: Convertir la quimioterapia en un aliado.
Frecuencia: Cada mañana, de 1 a 2 minutos, en los 7 días previos
   a recibir quimioterapia.

La quimioterapia es el tratamiento que se prescribe a la mayoría de afectados de cáncer en combinación con, o en lugar de, tratamiento quirúrgico. Los agentes químicos utilizados son extremadamente tóxicos y casi siempre generan efectos debilitadores que son consecuencia natural de la actividad de los medicamentos.[*] La quimioterapia puede también ofuscar la voluntad, y resulta a menudo muy difícil para una persona sometida a quimioterapia mantener la atención necesaria para efectuar un trabajo de visualización eficaz. No obstante, el ejercicio que sigue ayuda a conjurar el debilitamiento producido por esos agentes anticancerígenos.

---

[*] Estos efectos debilitadores suelen denominarse «efectos secundarios». Pero no es una expresión muy afortunada en el caso de un medicamento. Cada medicamento tiene su efecto. No hay acciones independientes o secundarias de un medicamento. Éste hace lo que hace. Si causa perjuicios al cuerpo mientras ataca un agente dañino, ése es su efecto.

110

Río de sol

Cierre los ojos. Exhale tres veces y visualice los productos químicos entrando en su cuerpo como ríos de luz solar que fluyen por todo el organismo, arrastrando las células cancerígenas y destruyéndolas. Sepa que esas sustancias químicas son medicinas que le ayudan a curarse a medida que el tumor es atacado, reducido y destruido. Son aliados que acuden en su auxilio. Luego abra los ojos.

ENFERMEDADES CARDÍACAS

Nombres: **Los dardos del dolor, El corazón cósmico** y **La puerta del cielo**
Intención: Curar el corazón y aliviar la angustia.
Frecuencia: Dos veces al día, durante 3 minutos, en ciclos de 21 días de uso y 7 de descanso hasta que el corazón recupere el estado normal.

Dicho con palabras simples, el corazón es la sede del amor. La arritmia cardíaca (pág. 71), la arterioesclerosis (pág. 74) y el ataque al corazón denuncian, todos ellos, algún problema relacionado con el amor. Robar el corazón, tener el corazón hecho pedazos, son expresiones que encuentran sus orígenes en el sector afectivo. Podemos estar despreciados, rechazados, decepcionados, divorciados, y nuestro corazón refleja todas esas situaciones. Yo he descubierto que tomar conciencia de esta vinculación aporta alivio y contribuye al proceso curativo. Resulta asombroso hasta qué punto la conciencia de las conexiones entre procesos físicos y emocionales puede dirigir el cambio de la enfermedad al bienestar. En todos los casos que he tratado, he constatado que el empleo de la visualización mental no sólo ha permitido explorar la conexión amor-corazón-dolencia, sino ha acelerado además el proceso curativo. Un ejemplo es el hombre del que he hablado en el capítulo 2, cuyos problemas de corazón iban íntimamente asociados con su sentimiento de que su esposa no le quería.

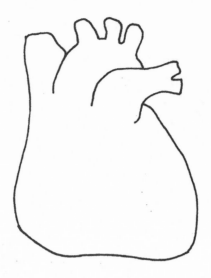

Las enfermedades cardíacas son un diagnóstico reservado a los médicos profesionales. Si padece usted una dolencia de este tipo, estos ejercicios deberían reportarle alguna utilidad. Elija el ejercicio que más le convenga y póngalo en práctica a diario hasta que su corazón recobre la normalidad. Puede variar los ejercicios, si lo desea. Mientras realiza cualquiera de ellos, repare también en su desilusión o frustración afectiva, y revísela; diga incluso algo al respecto. Trate de salir de ella.

Los dardos del dolor

Cierre los ojos. Exhale tres veces. Bájese la cremallera de su cavidad torácica. Introduzca la mano y extraiga el corazón. Desclave todos los dardos dolorosos y arrójelos lejos. Limpie todos los sitios doloridos donde se alojaban los dardos. Dé un suave masaje al corazón, vuelva a colocarlo en su lugar y súbase la cremallera del pecho. Escuche sus latidos y perciba y sienta como el músculo cardíaco, ahora fortalecido, recupera la energía perdida. Abra los ojos.

El corazón cósmico

Cierre los ojos. Exhale tres veces. Bájese la cremallera imaginaria del pecho. Meta la mano dentro y saque el corazón. Límpielo y aplíquele un masaje con suavidad. Ahora, lance el corazón a lo alto, hacia el cosmos, y recójalo. Observe como el corazón parece ahora de cristal transparente y refleja como un prisma todos los colores del arco iris. Vuelva a colocar este corazón limpio y puro en el interior del pecho y súbase la cremallera de la cavidad torácica. Luego abra los ojos.

La puerta del cielo

Cierre los ojos. Exhale tres veces. Entre en su corazón. Una vez dentro, busque la puerta del cielo. Observe lo que ocurre cuando la abra. Escuche y sienta cómo responde su corazón. Abra los ojos.

ENFERMEDADES RESPIRATORIAS
(Véase también **Problemas respiratorios**)

Nombre: **Ventilar la casa**
Intención: Respirar con normalidad.
Frecuencia: Cada hora, durante 1 a 2 minutos, todos los días hasta que la respiración se haya normalizado.

Nombre: **Templo egipcio**
Intención: Respirar normalmente, curar los pulmones.
Frecuencia: Cuatro veces al día, durante 3 minutos, en tres ciclos de 21 días de uso con 7 de descanso en medio.

Nombre: **Los fuelles**

Intención: Respirar con normalidad.

Frecuencia: Seis veces al principio, luego seis veces cada 30 minutos durante una hora, de modo que haya hecho este ejercicio dieciocho veces en 60 minutos. Luego, 6 horas más tarde, haga lo mismo, y nuevamente al cabo de otras 6 horas. Realice cada movimiento durante 15 a 30 segundos, en un ciclo de 21 días.

Muchos de nosotros sufrimos algún tipo de molestia respiratoria. En lugar de detallarlas todas, le describiré un par de ejercicios intensos que pueden aplicarse al problema en general. Respirar es cuestión de «vida o muerte», sin duda alguna. Los problemas respiratorios son declaraciones de nuestra experiencia en situaciones diversas que nos plantea la vida: constricción versus libertad, vida versus muerte, llanto versus alegría. Algunas personas desean saber cómo será su último suspiro: todos estamos preocupados en relación con la muerte, y no obstante lucharemos en busca de aire de forma natural cuando sintamos que la respiración nos abandona. Digo esto porque podemos ser, o podemos conocer, personas que morirían antes que dejar de fumar mientras nos ahogamos (o se ahogan) víctimas de un enfisema (constricción respiratoria crónica, acompañada de la resultante inelasticidad de los pulmones). Éste es un ejemplo perfecto de la tensión que se da entre querer vivir y querer morir. En cualquier caso, los ejercicios respiratorios que expongo seguidamente son útiles, y podría acudir también a los que he prescrito para el asma.

Si desea mejorar su capacidad respiratoria general, sin consideración de ninguna molestia, pruebe lo siguiente: Respire del 5 al 1, contando cada inhalación como un número. Luego inhale una vez más, del 1 al 0, e imagine que el cero es usted. Después exhale del 1 al 5, siendo cada exhalación un nuevo número, y note como usted se va ensanchando con cada número.

Los ejercicios que le propongo aquí pueden realizarse individualmente o en cualquier combinación que desee.

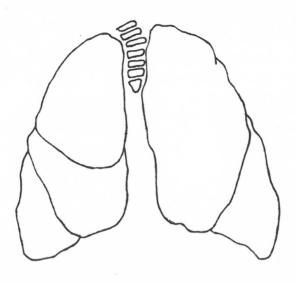

Ventilar la casa

Cierre los ojos. Exhale tres veces. Imagine su cuerpo como una casa que tiene ventanas. Cada ciclo de inspiración es la apertura de las ventanas una por una, a través de las cuales entra aire fresco. En cuanto la última ventana haya sido abierta, abra los ojos.

Templo egipcio

Cierre los ojos. Exhale tres veces. Véase, pálpese y siéntase a sí mismo mientras accede a un antiguo templo egipcio. Sepa que el interior de éste ha sido construido conforme al plano del cuerpo humano. Salude al guarda de la entrada. Deje que él o ella le acompañe hasta la cavidad del pecho. Obsérvese a usted avanzando por un largo pasillo con una amplia habitación a ambos lados. Vea como las dos habitaciones quedan inundadas completamente por una luz procedente de arriba. Perciba y experimente lo que ocurre en sus pulmones. Dé

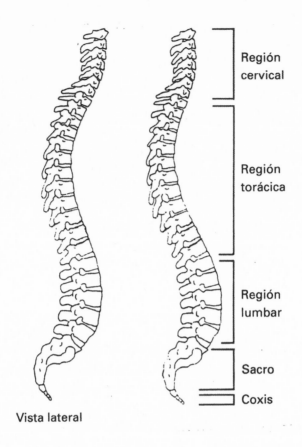

Región
cervical

Región
torácica

Región
lumbar

Sacro

Coxis

Vista lateral

las gracias al guarda cuando le lleve de vuelta a la entrada, y despídase. Recorra el camino de entrada despacio y salga con más rapidez. En cuanto haya terminado, abra los ojos.

Los fuelles

Cierre los ojos. Exhale una vez. Contemple sus pulmones como un par de fuelles. Cuando inhala, los fuelles se hinchan. Vea y note como los pulmones se dilatan en toda la anchura del pecho. Cuando exhala, los fuelles se cierran, expeliendo el aire enérgicamente. Luego abra los ojos.

ESCLEROSIS MÚLTIPLE

Nombre: **Escalera de luces**

Intención: Curar el sistema nervioso.

Frecuencia: Cada 2 a 3 horas en estado de vigilia, en nueve ciclos de 21 días de uso y 7 de descanso. En la primera semana de cada ciclo, realice el ejercicio durante 2 a 3 minutos; en la segunda semana, durante 1 a 2 minutos; en la tercera, durante 30 segundos.

Este ejercicio supone un ejemplo de cómo las técnicas de visualización pueden afectar el sistema nervioso en general. Cuando éste ha sufrido algún daño, a menudo sólo una parte del sistema se ve afectada, de modo que el resto sigue funcionando. Esta parte en funcionamiento debe ser estimulada por medio de visualización, por cuanto el movimiento fomentado allí activará el movimiento en la parte dañada. Existe un mecanismo repetidor en el sistema nervioso a través del cual los impulsos son transmitidos de arriba abajo, y viceversa, así como de derecha a izquierda y a la inversa. La estimulación por visualización puede proceder, por ejemplo, de una luz dirigida al nervio, evocando así algún sentimiento o sensación. Por supuesto, se pueden emplear también otras clases de estímulos visualizadores. No pierda la esperanza, y no crea que la parálisis es una condición imposible de superar.

La clave del enfoque de los ejercicios de visualización para el sistema nervioso estropeado reside en los ejes arriba-abajo y derecha-izquierda del cuerpo. Por ejemplo, si un paciente sufre una lesión nerviosa en la pierna derecha, deberíamos trabajar con los nervios sanos del antebrazo izquierdo. La pierna inferior es reflejada por el antebrazo superior del lado opuesto, según la relación arriba-abajo, derecha-izquierda. El diafragma es el eje divisorio. Si usted relaciona la parte superior del cuerpo con la inferior, usando el diafragma como punto medio, hay una simetría casi perfecta. Así, los dedos de las manos y los de los pies se corresponden, lo mismo que las muñecas y los tobillos, codos y rodillas, hombros y caderas, etc. Tenga presente esta organización de arriba-abajo y derecha-izquierda cuando considere una terapia visualizadora para el restablecimiento de un sistema nervioso enfermo.

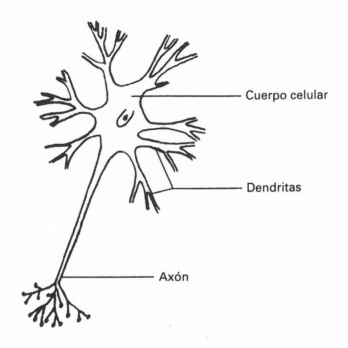

Cuerpo celular

Dendritas

Axón

Describo a continuación un ejercicio de visualización específico para la esclerosis múltiple. Es importante saber que, en esta afección, los glóbulos blancos, que atacan cualquier sustancia identificada como un agente invasor, confunden la vaina de mielina que recubre los nervios con un enemigo, por lo que la atacan y destruyen por error.

Escalera de luces

Cierre los ojos. Exhale tres veces. Pida interiormente que su cuerpo (y cualquier medicamento que esté usted tomando) produzca todas sus sustancias curativas. Perciba y sienta las sustancias al liberarse. Exhale una vez y vea como todas las células nerviosas se nutren de esas sustancias curativas. Exhale de nuevo, y observe y experimente como las plaquetas (un tipo de glóbulo blanco que participa activamente en la función inmunológica) enseña a los otros glóbulos blancos a que distingan las sustancias aliadas (la vaina de mielina) de las enemigas (las bacterias). Sienta y contemple este fenómeno recorriendo toda la columna vertebral, de abajo arriba hacia el cerebro, como una escalera de luces intermitentes que envían chispas de energía eléctrica a todo el cuerpo. Exhale una vez más y vea y experimente los nervios mientras recuperan su revestimiento de mielina desde el cerebro hasta el final de la espina dorsal. Sienta la energía precipitándose hacia abajo como cascadas de un blanco dorado en forma de espiral. Por último, abra los ojos.

ESCOLIOSIS (curvatura de la columna vertebral)

Nombre: **Posición recta**
Intención: Corregir la curvatura de la columna.
Frecuencia: Tan a menudo como se acuerde, durante 1 segundo, hasta que la curvatura se haya corregido.

La curvatura de la columna vertebral es un fenómeno que se da entre un sector importante de la población humana. Empieza en las primeras fases de la infancia, no tiene ninguna causa conocida en círculos médicos, y es considerado en medicina simplemente como una parte del proceso de desarrollo corporal. No obstante, yo opino que este problema tiene que ver con un planteamiento que la persona aquejada efectúa sobre su crecimiento atrofiado. Esta curvatura puede hacerse cada vez más acentuada con el paso de los años. Podemos apreciar los efectos de esta condición en un fenómeno conocido como «joroba», donde la curvatura de la columna vertebral es a todas luces exagerada, o también en un proceso llamado «lordosis», en el que la curvatura lumbar aparece muy acentuada. La visualización que puede aportar la corrección de estos trastornos es relativamente fácil de hacer.

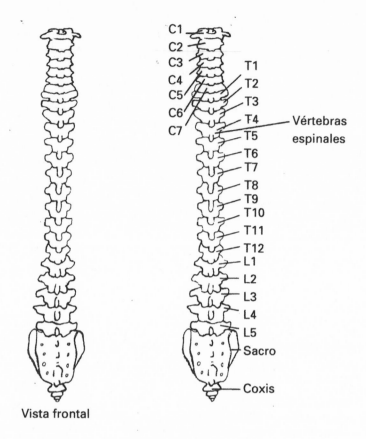

C1
C2
C3
C4
C5
C6
C7

T1
T2
T3
T4 — Vértebras
T5   espinales
T6
T7
T8
T9
T10
T11
T12
L1
L2
L3
L4
L5
Sacro

Coxis

Vista frontal

Posición recta

Vea y sienta por un instante, en *cualquier* momento en que se acuerde de hacerlo, su columna vertebral en su curvatura normal, tal como se muestra en el diagrama. Puede tener los ojos abiertos o cerrados, como prefiera.

ESPASMOS MUSCULARES

Nombre: **Dedos transparentes** y **Ejercicio del hielo**
Intención: Aliviar el espasmo muscular.
Frecuencia: El tiempo necesario cada 15 a 30 minutos, durante 2 a 3 minutos, hasta que el espasmo haya desaparecido.

El agarrotamiento y espasmo de los músculos ocurren a menudo y con regularidad en muchas personas por diversos motivos que pueden ser de carácter mecánico o emocional. Debería usted comprobar si se daba alguna circunstancia emocional o situación social cuando se declaró el espasmo. Sea cual fuere la razón, el espasmo requiere una atención inmediata. Le propongo a continuación dos formas de hacerlo.

Dedos transparentes

Cierre los ojos. Exhale tres veces y empiece a aplicar, en su imaginación, un masaje al músculo afectado con sus dedos transparentes. Mientras lo hace, sienta el flujo de sangre que recorre el músculo y observe como éste se inunda de una luz procedente de arriba. Mientras aplica el masaje, vea como se alarga el músculo a medida que carda las fibras y desata los nudos. Sepa que cuando la luz haya bañado todo el músculo, la sangre lo irrigará con fluidez. Una vez el músculo se haya alargado y desanudado, el espasmo habrá desaparecido. Después, abra los ojos.

Ejercicio del hielo

Cierre los ojos. Exhale tres veces y visualice el músculo encerrado en un bloque de hielo. Contemple cómo se funde el hielo, y tome conciencia de que, conforme se va deshaciendo, el músculo se relaja. En cuanto el hielo se haya fundido por completo, abra los ojos, consciente de que el espasmo ha desaparecido.

ESTERILIDAD

Nombre: **El jardín fértil**
Intención: Quedar embarazada.
Frecuencia: Una vez al día, de 2 a 3 minutos, durante 7 días que
    empiezan al principio de la ovulación, independientemente
    de la frecuencia con que mantenga relaciones sexuales.

La esterilidad puede estar relacionada con un mecanismo físico vinculado a una baja producción hormonal o por una imposibilidad mecánica del óvulo para acceder a la Trompa de Falopio de forma adecuada. Puede ir asociada también a problemas emocionales complejos. En efecto, la ambivalencia sobre tener hijos y experimentar tensión en el matrimonio son dos factores que pueden acarrear la esterilidad. El ejercicio que sigue actúa sobre el aspecto físico y el aspecto psicológico a la vez.

El jardín fértil

Cierre los ojos. Exhale tres veces e imagine que
entra en un hermoso jardín. Busque en él un árbol
y un arroyo. Báñese en el agua, dejando que se in-

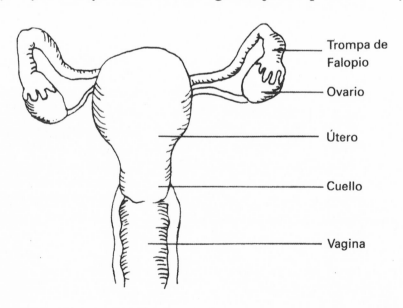

- Trompa de Falopio
- Ovario
- Útero
- Cuello
- Vagina

troduzca en su cuerpo y limpie todos los óvulos. Salga del arroyo y colóquese bajo un árbol, a través de cuyas hojas se filtra gran cantidad de sol. El cielo es de un azul intenso. Levante la vista hacia la derecha y formule un deseo o una oración pidiendo lo que quiere. Hágalo en un instante. Luego llame a su compañero al jardín para que se una a usted bajo el árbol. Tiéndase en el suelo junto a él, tomándose de la mano. Vea como una luz azul forma una cúpula sobre los dos. Fíjese en lo que ocurre con su compañero. Posteriormente, salga del jardín con él, cogidos de la mano, acunando a un niño entre ambos. Luego abra los ojos.

ESTRÉS

Nombre: **Estrés sin angustia**
Intención: Eliminar el agotamiento.
Frecuencia: Todos los días, el tiempo necesario, durante 30 segundos a 1 minuto para cada uno de los ejercicios interrelacionados.

El estrés es la condición habitual de nuestra existencia cotidiana. Convive a nuestro lado casi siempre durante el estado de vigilia (y a veces también durante el sueño, por ejemplo, cuando tenemos una pesadilla); es una de las características esenciales de la vida humana. Piense en ello: «He olvidado las llaves», «Oh, está lloviendo y no he traído paraguas», «Me duele la cabeza». Persiste sin cesar. Las tensiones o shocks nos acosan constantemente. Estos shocks no pueden ser desterrados de nuestra vida, ni deberían serlo. Son alarmas que nos estimulan para responder y permanecer alerta. A menudo, experimentamos esas tensiones de una forma dolorosa. El sentimiento recibe entonces el nombre de «agotamiento». Es este agotamiento, y no el estrés en sí, lo que debemos afrontar y combatir. El modo de soportar el agotamiento demuestra la capacidad de cada persona para llevar una vida más o menos equilibrada. Los ejercicios interrelacionados que vienen a continuación están pensados para ayudarle a concebir su propio programa de control del agotamiento. Debería realizar todo la serie de ejercicios.

Estrés sin angustia

1. Cierre los ojos. Exhale tres veces. Imagínese dando de comer a gigantes poderosos. Cuando haya terminado, cierre los ojos.

2. Cierre los ojos. Exhale dos veces. Imagínese entablando amistad con seres hostiles. Luego abra los ojos.

3. Cierre los ojos. Exhale dos veces. Imagínese atando la cabeza de una serpiente. Cuando haya acabado, abra los ojos.

4. Cierre los ojos. Exhale tres veces. Imagínese saltando sobre el lomo de un dragón en movimiento. Cuando termine, abra los ojos.

5. Cierre los ojos. Exhale una vez. Imagínese sacando a los habitantes ocultos de una caverna. Luego abra los ojos.

6. Cierre los ojos. Exhale dos veces. Imagínese enfrentándose a los fantasmas de un viejo castillo. Después abra los ojos.

7. Cierre los ojos. Exhale tres veces. Imagínese que se encuentra con un monstruo poderoso en una catacumba. Luego abra los ojos.

8. Cierre los ojos. Exhale tres veces. Imagínese llevando un extraño animal al interior de un espeso bosque. Después abra los ojos.

9. Cierre los ojos. Exhale una vez. Observe un objetivo que haya pasado por alto. ¿Cuál es la acción más adecuada? ¿Necesita un ayudante? Luego abra los ojos.

10. Cierre los ojos. Exhale una vez. Contemple un pájaro que levanta el vuelo cuando es más opor-

tuno para él que permanezca posado. ¿Qué experimenta usted? Después, abra los ojos.

11. Cierre los ojos. Exhale una vez. Imagine que, para satisfacer su propia personalidad, tiene que luchar con la marea. A continuación abra los ojos.

12. Cierre los ojos. Exhale una vez. Compruebe por qué, después de la lucha, podemos descansar tranquilos. Luego abra los ojos.

13. Cierre los ojos. Exhale una vez. Distinga cuándo conviene hablar y cuándo guardar silencio. Seguidamente, abra los ojos.

14. Cierre los ojos. Exhale una vez. Averigüe cómo, pase lo que pase en nuestra sociedad, no estar impaciente ni rendirse. Después abra los ojos.

15. Cierre los ojos. Exhale una vez. Repare en que aquello que se hace con precipitación se destruye con rapidez. Luego abra los ojos.

16. Cierre los ojos. Exhale una vez. Contemplando unas aguas limpias, nítidas y tranquilas, vea lo que desee ver. En cuanto haya terminado, abra los ojos.

17. Cierre los ojos. Exhale una vez. Contemplando unas aguas limpias y serenas, cambie su aspecto y adopte aquél que le gustaría tener. En cuanto haya acabado, abra los ojos.

ESTRÉS ADRENALÍTICO

Nombre: **Pirámide adrenalítica**
Intención: Restablecer el equilibrio corporal; refrescarse.
Frecuencia: El tiempo necesario, cada hora en estado de vigilia, durante 1 a 2 minutos.

Cuando nos sentimos agotados en exceso, fatigados crónicamente, irritables, «estresados» o «quemados», lo que ha ocurrido

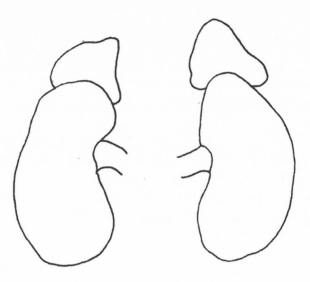

en el plano físico es que la glándula suprarrenal no ha sido capaz de mantener su ritmo y trabaja a bajo rendimiento. Esta glándula, un órgano con forma de pirámide situado encima de cada riñón, reviste una importancia enorme en el funcionamiento general del cuerpo. Produce adrenalina, la sustancia que nos despierta, nos permite rendir, y estimula nuestros «jugos». Produce también cortisona, la hormona curativa conocida comúnmente como esteroide, que contribuye a la formación de los tejidos y músculos del cuerpo y restaura los tejidos dañados. Le propongo un plan para aportar vigor a este órgano, y, de hecho, a cualquier otro órgano. Cada órgano del cuerpo posee su propio «cerebro» y puede responder a las atenciones que usted le preste.

Pirámide adrenalítica

Cierre los ojos y exhale tres veces. Imagínese a sí mismo con una luz en la mano, y entre en su cuerpo por cualquier abertura que elija (los poros de la piel se consideran aberturas también). Recorra el trayecto hasta la glándula suprarrenal. Mire la glándula y dígale que usted la aprecia y promete no abusar más de ella. Luego, acaríciela con suavidad para demostrarle su preocupación. Posteriormente, exhale tres veces, y véase en la cúspide de esta pirámide adrenalítica. Ahora descienda la escalera que existe en un lado de la glándula y suba por el lado contrario, consciente de que está estimulando la glándula para que produzca la cantidad de sustancias necesaria para mantener la armonía de su cuerpo. Sienta el flujo de hormonas que emana de la glándula y se vierte en forma de arco iris por todo el cuerpo. Ahora diríjase a la otra glándula suprarrenal, exhale tres veces y repita la operación. En cuanto termine, abra los ojos.

FIN DE UNA RELACIÓN

Nombre: **Las arenas del tiempo**
Intención: Terminar la relación (con una persona específica).
Frecuencia: Dos veces al día (a primera hora de la mañana y al atardecer) en sesiones de hasta 3 minutos, durante 7 días.

Nombre: **Separación eterna**
Intención: Eliminar la influencia de una persona en su vida; poner fin a la relación.
Frecuencia: Cada mañana, de 3 a 5 minutos, durante 7 días.

Una de las situaciones a las que me enfrento a menudo en mi profesión consiste en el sufrimiento que se experimenta al no poder interrumpir una relación. Se trata de una situación en la que resulta deseable una ruptura de nudos, pero, por una serie de razones, la persona afectada no puede propiciar la necesaria separación. Se ofrecen aquí dos métodos probados y eficaces de conseguirlo por sí mismo. El segundo podría considerarse más riguroso que el primero. Emplee el que mejor se adecue con su caso.

Las arenas del tiempo

Cierre los ojos. Exhale tres veces y contémplese a sí mismo paseando por una playa cogido de la mano de la persona con la que desea terminar. Los dos están bailando, brincando y jugueteando en la playa. Entonces usted suelta su mano, se despide, y *desanda* sus pasos hacia *atrás*, borrando concienzudamente todas las huellas que encuentre ante sí. Vea y sienta su esfuerzo. Finalmente, usted alcanza la orilla del mar. Las olas rompen en la playa, llevándose todos los residuos de la relación que quedaban. A continuación, nade hacia el horizonte, utilizando un estilo *crawl* regular, a la vez que comprueba cómo sus brazos y piernas se hacen muy largos y su torso se estira. Aspire el aire puro del horizonte. Toque el horizonte y regrese a la costa nadando de espaldas, con los brazos extendidos muy lejos por detrás de la cabeza y las piernas muy estiradas en frente de usted, moviéndose en el agua. Cuando alcance la costa, salga del mar y deje que el sol le seque. Luego póngase un albornoz o una bata limpia que encontrará allí, y vuelva a su casa. Por último, abra los ojos.

Separación eterna

Cierre los ojos. Exhale tres veces e imagínese en una playa. La persona con la que desea romper su relación está allí tendida. Usted tiene unas cuerdas doradas con pesos en los extremos. Ate con ellas a su «amigo». Hay un bote de remos grande en las proximidades. Empuje el bote hasta el agua y acomode a su «amigo» en el interior. Súbase y lleve la embarcación hasta la Fosa de las Marianas, frente a las islas de Filipinas, una de las simas más profundas del mundo. Póngase de pie en la barca, levante el cuerpo atado de su «amigo» y arrójelo por la borda, consciente de que está *librándose de la influencia* de esa persona. Vea como el cuerpo desaparece al hundirse, formando un pequeño remolino. Sepa que se va al fondo, para no volver a la superficie jamás. Después de que lo haya perdido de vista, siéntese en el bote y reme hacia la costa con un nuevo sentimiento y actitud sobre sí mismo. Cuando alcance la orilla, guarde los remos y vare la barca, y regrese solo a su casa. Luego abra los ojos.

FRACTURAS ÓSEAS

Nombre: **Tejer el tuétano**
Intención: Curar una fractura.
Frecuencia: Cada 3 a 4 horas en estado de vigilia, durante 3 minutos. Obtendrá resultados significativos en una o dos semanas.

Nombre: **Alimentar el hueso**
Intención: Curar una fractura.
Frecuencia: Cada 3 a 4 horas en estado de vigilia, durante 3 minutos. Compruebe los resultados al cabo de una o dos semanas.

Estos dos ejercicios resultan muy eficaces en la contribución a la curación de fracturas óseas simples. Revise las circunstancias sociales y emocionales que le rodeaban cuando se produjo la lesión. Tal como he descrito antes, una amiga mía se rompió el hueso de la muñeca. El accidente ocurrió cuando se dirigía a una reunión en la que se disponía a anunciar una «ruptura» con la organización para la cual trabajaba. Una situación similar aconteció a otro paciente que iba a comunicar una «separación» con su novia. Se dirigía al lugar donde se habían citado, resbaló, y se rompió un hueso de la pierna.

La fractura de un hueso está vinculado, a menudo, con un cambio de dirección en la vida. Para restablecerse con rapidez,

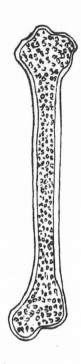

usted debe aceptar que la fractura es una consecuencia de modificar un hábito de vida muy familiar. Al igual que en cualquier actividad visualizadora, ha de tomar conciencia de que el cuerpo le habla de algún cambio.

Mis pacientes aquejados de una fractura ósea experimentan una mayor sensación de «re-unión» (curación) acelerada en cuanto descubren la relación entre sus «rupturas» físicas y emocionales.

Tejer el tuétano

Cierre los ojos, exhale tres veces, y visualice los extremos del hueso roto tal como están ahora. Vea los dos extremos juntos. Exhale una vez. Observe y sienta el tuétano fluyendo desde un extremo al otro. Contemple este tuétano blanco transportado en canales de luz azul proyectados a través del flujo sanguíneo rojo, mientras los materiales corren en todas direcciones entre ambos extremos, entretejiendo una red que une a los dos. Fíjese en cómo los dos extremos se fusionan perfectamente hasta que ya no pueda apreciar ningún indicio de ruptura entre ellos. Sepa que el hueso es ahora uno solo, y a continuación abra los ojos.

Alimentar el hueso

Cierre los ojos y exhale tres veces. Visualice su hueso roto tal como está ahora. Vea los dos extremos juntos. Observe y sienta el tuétano fluyendo desde un extremo al otro. Luego imagínese a sí mismo comiendo rábanos. Fíjese en cómo el calcio y el magnesio de los rábanos es transportado en forma de partículas al interior del hueso, contribuyendo a su curación. Observe como se alarga el hueso a medida que los extremos se van fusionando entre sí. Después, abra los ojos.

FRIGIDEZ

Nombre: **El capullo azul**
Intención: Recuperar la estimulación sexual.
Frecuencia: Una vez al día durante 3 minutos, en un ciclo de 8 días.

La frigidez es la réplica femenina de la impotencia. Se caracteriza por la incapacidad de una mujer para experimentar sensaciones vaginales durante el acto sexual o para alcanzar el orgasmo. Se han escrito volúmenes enteros sobre las implicaciones emocionales de la frigidez. De hecho, puede resultar beneficioso investigar los condicionantes emocionales/sociales, así como los de carácter físico, que intervienen en este problema. No obstante, para el problema inmediato de la frigidez, el ejercicio de **El capullo azul** debería mostrarse eficaz.

El capullo azul

Cierre los ojos. Exhale tres veces. Véase a sí misma entrando en una cueva donde halla un monstruo. Obsérvese mientras lucha y mata al monstruo. Seguidamente, quítele la piel. Regrese a la boca de la cueva, y salga llevando la piel del monstruo con usted. Una vez en el exterior, reúnase con su compañero, vaya con él a un prado y siéntese a su lado debajo de un árbol. La luz azuldorada del cielo despejado y azul y un sol dorado y radiante baña a los dos. Luego imagine a ambos en el interior de un capullo de luz azul, y observe y sienta lo que ocurre. Vea la luz azul filtrándose en todas las células sanguíneas de su cuerpo y en el esperma de su compañero. Por último, abra los ojos.

GLAUCOMA

Nombre: **El canal de Schlemm**
Intención: Normalizar la presión intraocular.
Frecuencia: Tres veces al día, de 1 a 3 minutos, durante 21 días. Después utilice el ejercicio una vez al día hasta que considere que la situación está bajo control.

El glaucoma es una enfermedad ocular en la que tiene lugar un drenaje insuficiente del líquido denominado humor acuoso en la zona que circunda el cristalino, una región que recibe el nombre de cámara posterior y anterior. Cuando no se produce este drenaje, se origina un aumento de presión que puede ocasionar un deterioro grave del ojo y, con el tiempo, la pérdida parcial o total de la visión. Resulta conveniente estudiar el diagrama de la sección del ojo para que se familiarice con los canales de drenaje, dada su importancia en este ejercicio. Además, es necesario saber que la pupila del ojo actúa de manera similar al diafragma, que nos ayuda en el proceso de la respiración. Sin embargo, la

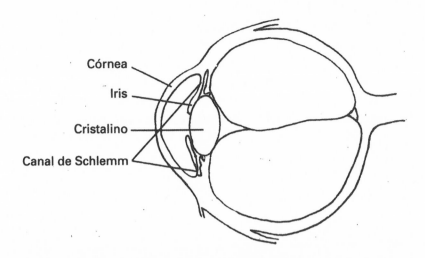

Córnea
Iris
Cristalino
Canal de Schlemm

El humor acuoso se filtra probablemente desde la sangre por los capi-
lares del sistema ciliar y puede ser también segregado activamente por
estos vasos. Una vez producido, el humor acuoso se desplaza a la cá-
mara posterior, y desde aquí pasa por entre el cristalino y el iris, a tra-
vés de la pupila, a la cámara anterior. Desde ésta, discurre normal-
mente por un estrecho canal que pasa en forma de anillo a través de la
parte anterior de la esclerótica, el llamado canal de Schlemm. Este ca-
nal actúa como un seno venoso, drenando el humor por numerosas vé-
nulas.

pupila se abre y cierra en lugar de contraerse y dilatarse, como
hace el diafragma. Al igual que en la mayor parte de problemas
oculares que padecemos, el elemento emocional/social de qué es
lo que no deseamos ver, o de aquello a lo que hemos cerrado los
ojos, debe tomarse en consideración. El análisis de algunos de
los factores emocionales y sociales vinculados a esta dolencia
ocular puede tener también un gran valor como trabajo preventi-
vo, puesto que le ayuda a prepararse para afrontar su problema
sin pestañear.

«Bernard» llevaba casi ocho años aquejado de glaucoma
cuando vino a mi consulta por vez primera. Su presión intraocular estaba siendo controlada de forma regular por su oftalmólogo, quien le prescribía la ingestión simultánea de tres medicamentos para mantener la presión dentro de los límites normales.
El oftalmólogo estuvo de acuerdo en seguir siendo el médico
principal de Bernard y controlar su presión intraocular y su pro-

gresión durante el programa de tres semanas de ejercicios de visualización que yo planifiqué para él. En el transcurso de nuestro trabajo conjunto, pedí a Bernard que suspendiera la medicación que estaba tomando para el glaucoma. El especialista, aunque un tanto incomodado por esta medida, se comprometió a verificar si la visualización resultaba efectiva por sí sola. Como soporte a su actividad imaginativa, Bernard contemplaba un gráfico de la zona ocular que se disponía a visualizar.

Bernard usó **El canal de Schlemm** 3 semanas, 3 veces al día, durante 1 a 3 minutos. Al final de ese período, su oftalmólogo comprobó la presión intraocular y descubrió que se había mantenido normal sin necesidad de medicación. Tuve ocasión de hablar con Bernard cinco años más tarde, y él me dijo que seguía empleando la visualización y una de los tres fármacos para conservar su presión intraocular normal. Añadió que había recurrido a la visualización con éxito, después de que yo le hubiera introducido a esta posibilidad en la actividad diaria, para que le ayudara a superar las situaciones emocionalmente críticas que había atravesado desde entonces.

El canal de Schlemm

Cierre los ojos. Exhale tres veces y note el aire filtrarse por la pupila del ojo. Cuando inspira, la pupila se abre dejando entrar el aire, y, cuando espira, la pupila se cierra. Sienta como el aire origina olas en el líquido, e impulsa el río de fluido acuoso a través del canal de Schlemm. Experimente las oleadas de líquido recorriendo el canal hacia el interior del seno venoso adyacente (abertura), y arrastrando el fluido hacia el sistema de drenaje venoso del cuerpo. Sepa que su presión ocular ha vuelto a la normalidad. Luego abra los ojos.

HEMORROIDES (almorranas)

Nombre: **El bolso arrugado**
Intención: Eliminar la hemorroides.
Cada hora, de 1 a 2 minutos, hasta un máximo de 21 días o hasta
que desaparezca la hemorroides.

La hemorroides consiste en afloramientos o derrames de los
vasos sanguíneos del ano. Estos derrames son externos o internos.
Los primeros se producen debajo de la piel, fuera de la abertura
del ano; los segundos subyacen bajo la superficie del forro del canal anal. En cualquier caso, mi experiencia clínica ha demostrado
que, cuando se declara una hemorroides, los pacientes responden
a un sentimiento de ira y resentimiento reprimido, sobre todo este
último. Se empeñan en contenerlo hasta un límite excesivo. El siguiente ejercicio de visualización debería ser útil en este sentido.

El bolso arrugado

Cierre los ojos. Exhale tres veces. Vea y sienta
su hemorroides arrugándose como un bolso viejo,
encogiéndose luego hasta desaparecer completamente. Las paredes del ano recobran su coloración
rosada y una textura suave. Por último, abra los
ojos.

HERIDAS EMOCIONALES

Nombre: **Odisea personal**
Intención: Curar las heridas emocionales.
Frecuencia: Una vez, durante 5 a 10 minutos. Si es necesario,
utilícelo una vez al mes.

Las heridas emocionales no requieren una descripción detallada. Todos hemos padecido alguna de ellas en algún que otro
momento. Todos sabemos que pueden tardar mucho tiempo en

curarse y que pueden dejar cicatrices, como las heridas físicas. Afortunadamente, el paso del tiempo supone un estupendo remedio para estas lesiones. El ejercicio de visualización que expongo aquí puede facilitar este proceso curativo.

Odisea personal

Cierre los ojos. Exhale una vez. Imagínese al pie de un acantilado, en la playa. Pregúntese cómo ha llegado hasta el pie de ese acantilado. Luego contemple la pared blanca del risco y, con la ayuda de una piedra afilada, grabe sobre la roca todos los sentimientos negativos que han estado acuciándole. Marque esas preocupaciones bien profundamente en la roca. Después extienda una lona blanca sobre la playa. Coja un martillo y piedras. Rompa las preocupaciones lanzando piedras a la pared del acantilado donde las ha inscrito. A continuación tome el martillo y complete la tarea. Observe las piedras impactando y cayendo de la pared del risco. Reúna los trozos sobre la lona blanca y forme con ella un saco atando las cuatro esquinas. Recoja pedazos de madera procedentes de naufragios en el fondo del mar, y construya un barco. Bote la embarcación desde la orilla más próxima al lugar geográfico en el que usted resida. Siga los cursos hidráulicos, conociendo gentes de diversos países y relacionándose con ellas adoptando una respuesta distinta a los rasgos habituales que contiene el saco de lona. En un momento dado, dirija su barco al Océano Pacífico y busque el lugar de aguas más profundas. Una vez allí, arroje el saco y vea como desaparece de la vista hacia el fondo del mar. Emprenda el camino de regreso con un sentimiento más aliviado, y gobierne el barco en sentido opuesto a través del Océano Pacífico, recorriendo los cursos hidráulicos y deteniéndose por el trayecto para aprender sobre la gente y comprenderla, tras haber pacificado su espíritu en el Pacífico. Regrese a la orilla de donde partió. Contemple luego el fresco acantilado, con una hoja afilada de metal presionando su mano para impedirle tocar esa frescura. Seguidamente salte a la cima del risco con su nueva ligereza y allí, en un prado, tiéndase en el suelo para descansar y relajarse. A continuación, abra los ojos.

HERPES GENITALIA

Nombres: **Caza de serpientes** y **La serpiente de la enfermedad**

Intención: Curarse del herpes.

Frecuencia: Dos veces diarias para **Caza de serpientes**, tres veces diarias para **La serpiente de la enfermedad**, en un ciclo de 21 días; durante 2 a 3 minutos la primera semana, 1 a 2 minutos la segunda semana, y de 30 segundos a 1 minuto la tercera. Tras el ciclo de 21 días de uso más 7 de descanso, hágase revisar por su médico. Disfrute de la patente de buena salud. Si no ha mejorado, continúe el procedimiento (con el mismo ejercicio) durante otros dos ciclos de 21 días de uso y 7 de descanso. Hágase un nuevo chequeo una vez concluido el tercer ciclo.

El herpes genitalia es una enfermedad venérea que se presenta a menudo de forma crónica en ambos sexos. En algunas mujeres, llega y desaparece con el ciclo menstrual, pero en otras persiste crónicamente durante todo el mes. *Herpes* significa «serpiente», y es este significado lo que proporciona la clave para dar con la visualización que contribuya a detener su curso.

El virus del herpes es primo hermano del virus del SIDA, que fue reproducido en la portada de la revista *Scientific American* de enero de 1987. Observando este diagrama, quedé asombrado al ver dos serpientes en el centro del virus rodeadas por lo que

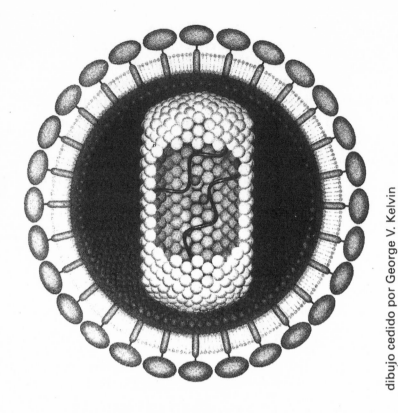

parece una fortaleza inexpugnable de células dispuestas simétricamente. He incluido este dibujo aquí porque tal vez le anime a emular a San Patricio, y sacar con la ayuda de la imaginación las serpientes de su cuerpo.

Siguen a continuación dos ejercicios que yo he utilizado. El primero, **Caza de serpientes**, es útil también para el tratamiento del SIDA.

Caza de serpientes

Cierre los ojos. Exhale tres veces. Usted lleva puesto su equipo especial para cazar serpientes, incluido el bastón de oro con dos púas al final, como se muestra en el dibujo que sigue. Entre en el laberinto de la enfermedad, llevando consigo un ovillo

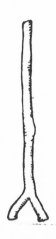

de hilo dorado, que va deshaciendo para poder encontrar el camino de regreso. Exhale una vez y ábrase paso hasta el centro del laberinto, dejando el hilo detrás de usted. Cuando llegue al centro, capture la serpiente o serpientes mediante su bastón especial. Introdúzcalas en su saco de arpillera dorada y ate la parte superior. Exhale de nuevo y busque el trayecto de vuelta hasta la entrada al laberinto. Cuando salga, lleve el saco a un altar en un campo abierto, o a un templo (donde prefiera). Queme el saco y su contenido como una ofrenda al universo. Sepa que el universo acepta su ofrecimiento de buen grado. Recoja las cenizas y espárzalas al viento, a sus espaldas. Luego abra los ojos.

La serpiente de la enfermedad

Cierre los ojos. Exhale tres veces y vea la serpiente de su enfermedad reptando hacia usted, acercándose para echarle una maldición. Exhale una vez y anticípese *arrojando* una maldición a esa serpiente que se aproxima para afligirle. Exhale de nuevo y, al igual que San Patricio, observe los movimientos de la serpiente sin distraerse, y sepa que mientras lo hace está conjurando la maldición que anida en usted al mismo tiempo que advierte y experimenta su restablecimiento. Después, abra los ojos.

HIPERMETROPÍA y MIOPÍA

Nombre: **Barco en el puerto**
Intención: Corregir los defectos de visión.
Frecuencia: Por la mañana, de 3 a 6 minutos. Si le es posible, trate de realizar el ejercicio una segunda vez todos los días, al atardecer.

La hipermetropía guarda relación con no ver los detalles con claridad, esto es, ver el bosque pero no los árboles. La miopía podría describirse como ver los detalles sin captar una visión más amplia del conjunto: percibir los árboles pero no el bosque. El estigmatismo denota una cierta confusión sobre alguien o algo, no distinguirlo con nitidez; es evidente tanto en la hipermetropía como en la miopía. Explico seguidamente la visualización adecuada para el tratamiento de la miopía. Para la hipermetropía, basta con invertir la dirección. En cuanto la visión ocular empieza a mejorar, también lo hace el estigmatismo.

Barco en el puerto

Cierre los ojos. Exhale tres veces e imagine que se encuentra en un puerto. Hay un barco de vapor a lo lejos. Observe como el barco empieza a desplazarse hacia su izquierda. Navega en un movimiento circular todo alrededor de su cabeza desde la izquierda a la derecha y de nuevo al centro. No mueva la cabeza físicamente para mirar el barco, sino gire los ojos con la imaginación para seguir el barco todo lo lejos que pueda. Después, vea como el vapor ingresa en el puerto hacia usted, da media vuelta y parte en dirección al horizonte. Ahora, haga que el barco gire hacia la derecha y navegue en una circunferencia completa alrededor de usted hacia la izquierda, para volver luego al centro del horizonte. (De nuevo, siga el movimiento con los ojos de su *imaginación*.) A continuación, el vapor entra en el puerto hacia usted y da media vuelta para salir rumbo al horizonte. Contemple una bandada de pájaros que levanta el vuelo desde los mástiles de la embarcación hacia donde se halla usted, y siga sus evoluciones con los ojos de su imaginación, manteniendo la cabeza inmóvil, hasta que los pájaros pasan volando por encima de usted y se alejan. Luego giran y regresan hacia el barco, lo sobrevuelan y se pierden en la distancia, hasta desaparecer de la vista. Por último, exhale y abra los ojos.

Para la hipermetropía, el barco zarpará del puerto y navegará rumbo al horizonte, luego dará la vuelta a la izquierda y a la derecha en torno a su cabeza, para terminar en el puerto. Los pájaros levantarán el vuelo desde los mástiles directamente hacia el horizonte, y acto seguido regresarán hacia usted y girarán detrás de usted, para volver luego a los mástiles antes de que usted haya exhalado y abierto los ojos.

HIPERTENSIÓN (presión sanguínea alta)

Nombres: **Cubitos de hielo** y **El sol curativo**
Intención: Restablecer el nivel normal de presión sanguínea.
Frecuencia: Tres veces al día, y en cualquier momento en que sienta la presión elevada, durante 3 a 5 minutos.

Nombre: **Integración en la naturaleza**
Intención: Restablecer el nivel normal de presión sanguínea, o mantener una presión sanguínea estabilizada.

Frecuencia: Tres veces al día, y en cualquier momento en que sienta la presión elevada, durante 3 minutos.

La presión sanguínea alta va asociada generalmente a la ansiedad, la ira y la ambición. Cuando nos esforzamos por satisfacer nuestros deseos, hay veces en que nos «encendemos». En la hipertensión, la sangre y la ira hierven y tienen que ser refrescadas. Trate de revisar la combinación de factores que puede desempeñar un papel en la presión sanguínea elevada. Los problemas emocionales y dietéticos demandan un análisis detenido, así como la situación general de su vida. Podría constatar que su dieta está directamente relacionada con su vida emocional. Y la sal, que está directamente involucrada en el incremento de la presión sanguínea, puede ser un agente complementario.

En 1986, los National Institutes of Health estadounidenses anunciaron que el primer tratamiento recomendable para la presión sanguínea alta es la meditación, es decir, aconsejan el uso de la mente con preferencia a la administración de medicamentos para el control de la presión sanguínea.

Muchas personas aquejadas de esta condición pueden a menudo percibir internamente cuándo les sube la presión. Cualquiera de los ejercicios siguientes pueden emplearse cuando advierta que su presión es elevada. Pruébelos todos para determinar el más efectivo en su caso.

Cubitos de hielo

Cierre los ojos, exhale tres veces e imagínese que acude al frigorífico y saca tres o cuatro cubitos de hielo. Lávese la cabeza, el cráneo, la cara y el cuello con el hielo, y sienta y experimente el frío filtrándose por cada poro y entrando en el flujo sanguíneo del cerebro. Vea este frescor azul bajando desde el cerebro por el cuello, por el tronco, por las extremidades superiores e inferiores, hasta las puntas de los dedos de manos y pies. Sepa que cuando vea y sienta ese frescor llegando a los dedos de las manos y los pies, su presión sanguínea habrá vuelto a la normalidad. Luego abra los ojos.

Haga este ejercicio despacio, asegurándose de que *siente* el flujo frío y azul al mismo tiempo que lo ve en cada nivel.

El sol curativo

Cierre los ojos. Exhale tres veces y vea, sienta y experimente la luz del sol penetrando en usted desde lo alto. Los rayos solares entran en sus brazos superiores y sus muslos. Vea, sienta y experimente esos rayos descendiendo lentamente por cada segmento de los brazos y los muslos, y perciba al mismo tiempo el calor de los rayos. A continuación observe como los rayos recorren los codos y las rodillas y acceden a los segmentos superiores de los antebrazos y las pantorrillas. Sígalos muy despacio, viendo, sintiendo y experimentando los rayos del sol, consciente de que, mientras hace eso, su presión está volviendo a la normalidad. Este proceso continúa por las muñecas y los tobillos, las manos y los pies, y termina cuando usted ve, siente y experimenta el calor en las puntas de los dedos de manos y pies. Cuando perciba calor en todos los dedos de sus manos y pies, abra los ojos.

Integración en la naturaleza

Cierre los ojos, exhale tres veces e imagínese a sí mismo entrando en cualquier lugar de la naturaleza que le sosiegue. Esté donde esté, véase y siéntase mientras va integrándose en el entorno y en el ritmo del entorno. Si se halla junto al mar, toque la arena y deje que se escurra entre sus dedos. Contemple un cielo azul y despejado y un sol dorado y radiante, que usted siente cómo palpita sobre su cuerpo y le calienta. Huela la fresca fragancia marina, y escuche las olas rompiendo en la playa. Siéntase en armonía con el movimiento de las olas y, mientras lo hace, sepa que su presión sanguínea está volviendo a su nivel normal. Después abra los ojos.

IMPOTENCIA

Nombres: **Ejercicio de San Jorge** y **Fuera del laberinto**
Intención: Restablecer la potencia sexual.
Frecuencia: Una vez por semana, la misma mañana cada semana, de 5 a 7 minutos, durante tres semanas.

La impotencia se refiere, por lo general, a la incapacidad en el hombre para tener o mantener una erección. La eyaculación precoz se considera, a veces, como una forma de impotencia. La impotencia encierra claramente un componente emocional que tiene que ver con inhibiciones en materia sexual, que es la razón por la cual recibe a menudo el nombre de impotencia «psicogénica».

Mucho se ha escrito sobre los factores emocionales de los problemas de potencia sexual. Por ejemplo, la aversión hacia las mujeres (misoginia), o el temor al fracaso en el acto sexual, pueden ir asociados a la impotencia. Baste con decir que puede resultar útil la investigación de los condicionantes emocionales/sociales, así como los de carácter físico (factores mecánicos o biológicos), que podrían intervenir en este trastorno.

Ejercicio de San Jorge

Cierre los ojos. Exhale dos veces. Imagínese a sí mismo descendiendo a un valle. Allí se encontrará con un monstruo o un ogro. Usted lleva consigo cualquier arma que necesite para combatir y derrotar a este monstruo. Enzárcese en combate con él, y cuando usted salga victorioso y el monstruo esté muerto, despójele de su piel. Lleve la piel consigo y suba desde el valle hasta la cima. Una vez allí, encuéntrese con su compañera. Tómela de la mano y vaya con ella hasta un árbol, bajo el cual se tenderán juntos. Vea a ambos abrazados y encerrados en un capullo de luz azul. Luego abra los ojos.

Fuera del laberinto

Cierre los ojos. Exhale tres veces. Véase a sí mismo en el centro de un laberinto. Estando allí, imagine la mujer ideal, o la mujer a la que se sienta ligado en el momento presente. Busque la salida del laberinto, prestando atención a todas las vueltas y todos los pasadizos ciegos. Usted tiene que salir para llegar hasta esa mujer. Cuando la encuentre, llévela de la mano hasta un árbol en un prado. Una vez allí, respire rítmicamente como parte del universo. Vea a los dos encerrados en un capullo de luz azul. Luego bésela y haga el amor con ella, observando y sintiendo todo lo que ocurra. Por último, abra los ojos.

INDECISIÓN

Nombres: **La balanza** y **Los coches negros**
Intención: Tomar una decisión.
Frecuencia: Cuando sea necesario, una vez, hasta un máximo de 1 minuto.

La duda es la causa subyacente de la mayor parte de trastornos psicosomáticos que afrontamos en el mundo. Una de las vías en que esta duda se expresa con frecuencia es el área vital de la toma de decisiones. Muchos de ustedes ya saben por experiencia propia lo doloroso e interminable que resulta vacilar sobre una decisión. Usted se habrá encontrado al tratar de «resolver» un problema con que, por mucha reflexión e «información» suplementaria que haya utilizado, no ha obtenido la certeza que andaba buscando, la garantía de que todo saldría bien. De hecho, cuanta más reflexión se invierte en el problema, más parece alejarse la respuesta. La verdad es que en la mayor parte de los casos no resulta posible calcular las decisiones correctas y actuar luego en consecuencia. La toma de decisiones *depende* de la voluntad de actuar, no de una acumulación de más datos. Sólo la acción aporta la certeza. Uno de mis ejercicios de visualización favoritos para tomar decisiones es **La balanza**. Si usted está involucrado en dos opciones iguales sobre el papel y quiere decidir entre ellas –dos amores, dos ofertas de trabajo, dos escuelas, etcétera–, pruebe **Los coches negros**.

La balanza

Cierre los ojos, exhale tres veces e imagínese a sí mismo detrás de una balanza de oro con dos platillos también de oro. Lleve consigo un bloc de papel blanco. Escriba en una hoja una ventaja o aspecto positivo de una de las opciones y póngala en un platillo. Siga escribiendo las ventajas de esta opción, una por hoja, y colóquelas en el platillo. A continuación anote una ventaja o aspecto positivo de la otra opción y ponga la hoja en el platillo opuesto. De nuevo, siga escribiendo las ventajas de esta elección, una por hoja, y colóquelas todas en el platillo. Compruebe cuál de los platillos pesa más, y abra los ojos. Luego lleve a cabo inmediatamente la decisión indicada por la balanza.

Si los platillos quedaran equilibrados, compruebe si ha anotado y añadido todas las ventajas positivas de cada solución al problema. Si los platillos persisten en equilibrio, significa que usted no está dispuesto a emprender la tarea en la que se halla implicado, o bien que no está tan ansioso por efectuar un cambio como creía.

Los coches negros

Cierre los ojos. Exhale tres veces y obsérvese a sí mismo caminando por el centro de una calzada de un solo sentido y con dos carriles. Dos coches negros se detienen de improviso junto a usted, uno a cada lado. Usted abre espontáneamente la portezuela trasera de uno de los coches y entra. Luego mire para ver quién es la persona que conduce. Abra los ojos. Sea quien fuere la persona que haya visto, es la decisión que debe tomar.

INFECCIONES DEL APARATO RESPIRATORIO SUPERIOR

Nombre: **La máscara espantosa**
Intención: Eliminar la infección.
Frecuencia: La necesaria hasta que haya desaparecido la infección, tres veces cada hora, cada 2 a 3 horas, durante 1 a 2 minutos.

Nombre: **Los sonidos de los senos**
Intención: Limpiar y despejar los senos.
Frecuencia: De 1 a 2 minutos, cada 30 minutos, hasta que los senos estén despejados.

Las infecciones del aparato respiratorio superior afectan comúnmente los senos, la nariz y la garganta; con menor frecuencia, afectan también las Trompas de Eustaquio de los oídos y la parte superior del árbol respiratorio. Los trastornos de esta naturaleza reciben denominaciones diversas: gripe, catarro o resfriado, y en ocasiones laringitis, bronquitis o sinusitis. Pero existe una característica que he encontrado vinculada a las infecciones del aparato respiratorio superior en general, y es la aflicción. La persona aquejada de un catarro o una gripe llora además la pérdida de algo o alguien, o responde al recuerdo de alguien o algo perdido, o bien experimenta una transición en su vida. Separación y pérdida constituyen los ingredientes principales de la tristeza, la aflicción, el llanto, y las molestias en el sistema respiratorio superior. Poner el dedo en la llaga y admitir la pérdida abiertamente ante uno mismo puede resultar beneficioso en la supresión de los síntomas.

No es fruto de la casualidad que una de las épocas más «contagiosas» del año sea el período comprendido entre el Día de Acción de Gracias (el cuarto jueves de noviembre) y Navidad, hasta mediados del mes de enero. Ésta es la temporada en que las personas recuerdan aquello que tuvieron y perdieron, o de lo que jamás tuvieron pero quisieron. Sentimos tristeza por familias que fueron pero ya no son, o por las familias que desearíamos tener pero que no se materializan en nuestra vida. Vemos celebraciones por doquier a nuestro alrededor, mas no participamos de ellas. Las festividades navideñas nos traen, interiormente, recuerdos tristes de vacuidad y luto, y exteriormente traen resfriados. El factor interno explica en buena medida la enconada resistencia de esta afección al tratamiento médico convencional.

El problema de senos tiene el mismo significado que la infección del aparato respiratorio superior en general. Los ocho senos son cámaras de aire localizadas en la cara. En condiciones normales permanecen libres de materiales, salvo cuando se declara una infección en la zona, y entonces se llenan de líquido o pus. Cuando esto ocurre, los senos se inflaman y el paciente siente dolor. A menudo ha tenido lugar un «seno», que significa un hueco o separación, o la amenaza de una separación grave en el momento de la infección. Cada uno de los ejercicios que se proponen a continuación pueden aplicarse para la sinusitis y el resfriado.

El catarro común es la plaga de la existencia de todo el mundo. Se nos dice siempre que no hay remedio para el resfriado co-

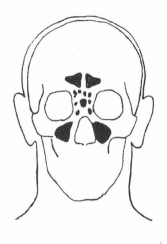 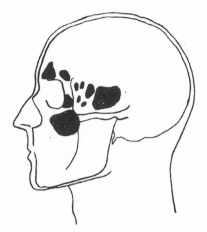

mún, que simplemente debemos soportarlo. Al principio del capítulo 1 describí **El río de la vida**, que proporciona alivio. **La máscara espantosa**, que desarrollo seguidamente, debería ayudar también.

Como usted debe de saber, los antibióticos habrían de evitarse en la mayor parte de estas situaciones, *sobre todo* cuando hay una ausencia de fiebre alta (38 ºC o más). Los antibióticos deberían utilizarse sólo cuando la presencia de una infección bacteriana ha sido confirmada por un cultivo nasal, salival o faríngeo. Claro que puede usar **La máscara espantosa** o **Los sonidos de los senos** junto con algún remedio natural, como la aplicación de gotas de agua salada en la nariz, gárgaras de sulfato de magnesio y agua caliente o un lavado nasal de agua destilada (170-225 gramos) con un cuarto de cucharadita de sal marina de grano fino.

La máscara espantosa

Cierre los ojos y exhale tres veces. Encuentre una habitación llena de máscaras espantosas. Elija una máscara y póngasela. Vea, sienta y experimente la huida del diabólico resfriado. Véale recular. Luego abra los ojos.

Los sonidos de los senos

Coloque los dedos corazón o pulgar sobre el puente de su nariz. Cierre los ojos, exhale tres veces, y escuche el sonido del dolor o la congestión en su nariz o en los senos. Exhale tres veces más y sienta el sonido recorriendo la garganta. Cuando el sonido se haga armonioso, abra los ojos, consciente de que el resfriado se está marchando.

INFECCIONES VAGINALES

Nombre: **Curación egipcia**
Intención: Eliminar la infección y curar la vagina.
Frecuencia: Tres veces al día, a primera hora de la mañana, al atardecer, y antes de acostarse, de 1 a 3 minutos, durante 21 días.

Hay varios tipos de infecciones vaginales vinculadas a bacterias, virus u hongos. La infección puede declararse asimismo a través de la masturbación u otras irritaciones mecánicas. Sea cual fuere la naturaleza del problema, haremos bien tratando de averiguar qué factores emocionales y sociales contribuyen a la dolencia. Estos factores suelen consistir en inhibiciones o excesos que tienen que ver con la actividad sexual. En cualquier caso, la infección refleja un desequilibrio y falta de armonía en la sexualidad de la paciente. Veremos a continuación un ejercicio de visualización que puede ayudarle en la recuperación de ese equilibrio. Antes de que ponga en práctica el ejercicio, resulta útil saber que la vagina está relacionada con la vainilla, una flor con forma de orquídea.

Curación egipcia

Cierre los ojos y exhale tres veces. Sirviéndose del ejercicio de **Curación egipcia** de la pág. 55, obsérvese a sí misma entrando en la flor de la vainilla. Huela la fragancia vital de la vainilla. Tome

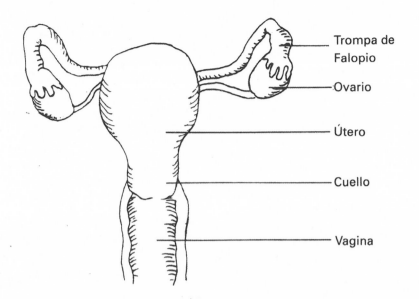

Trompa de Falopio

Ovario

Útero

Cuello

Vagina

en una de sus pequeñas manos semillas de vainilla. Abandone la orquídea y entre en su propia vagina, utilizando sus cinco ojos para ver el camino con claridad. Inspeccione las paredes vaginales, y en otra de sus manos pequeñas lleve un cepillito de oro con el que restregará las células infectadas concienzudamente hasta que no vea ninguna (recuerde que usted observa con atención lo que está haciendo en todo momento con sus cinco ojos). Con la mano que contiene las semillas de vainilla, plante éstas en las zonas de donde ha arrancado las células infectadas, y contemple con sus cinco ojos como de las paredes de la vagina brotan hermosas orquídeas blancas. En la tercera mano pequeña, usted lleva una regadera de oro llena de agua pura de lluvia, con la que riega las orquídeas. Fíjese en cómo se despliegan los pétalos, huela la aromática fragancia de vainilla, y sepa que la vagina está sanando perfectamente. Abandone la vagina y salga de su cuerpo por el mismo lugar por el que entró. Después concluya el ejercicio de **Curación egipcia** de la forma habitual, y abra los ojos.

INFLAMACIÓN (conocida también como Edema)
(Véase además **Síndrome premenstrual**)

Nombre: **Plantar las semillas**
Intención: Eliminar o aliviar la hinchazón.
Frecuencia: El tiempo necesario hasta que desaparezca la hinchazón, durante 2 a 3 minutos, cada 1 a 2 horas.

La inflamación de los tejidos corporales se conoce en la terminología médica como «edema». Esta hinchazón puede producirse por diversas causas: varicosidad en las venas, obstrucción del drenaje linfático, trauma o infección. Con independencia del origen de la inflamación, recomiendo el ejercicio de visualización siguiente.

Plantar las semillas

Cierre los ojos. Exhale tres veces e imagine que se encuentra en la orilla de un río con un suelo muy fértil, como las orillas del Mississipi o el Nilo. Recubra la zona inflamada de su cuerpo con este barro. Lleve consigo semillas de crecimiento rápido, incluidas las de la planta de jade (una planta cuyas hojas se hinchan hasta reventar con el agua que absorbe del suelo) y siémbrelas en el barro alrededor de su inflamación. Vea, palpe y sienta las semillas brotando, las raíces se afirman a medida que penetran en su piel y en el tejido inflamado. Las raíces absorben el líquido de su cuerpo: perciba y sienta el fluido mientras es succionado por las raíces. Observe como las semillas se convierten en plantas que rebosan de líquido. Vea y sepa que su hinchazón ha desaparecido. Retire la capa de barro de la zona afectada y replante la vegetación junto al curso del río. Fíjese en como los rayos del sol descienden y secan por completo la zona previamente inflamada. Experimente el calor del sol mientras realiza su acción curativa. Examine ahora las partes de su cuerpo totalmente restablecidas. Exhale y abra los ojos.

INFLAMACIÓN DE LA PRÓSTATA

Nombre: **La red de oro**
Intención: Reducir la inflamación de la próstata.
Frecuencia: Dos veces al día, durante 3 a 5 minutos, en seis ciclos de 21 días de uso con 7 de descanso en medio.

Esta dolencia común entre los varones de edad avanzada ha sido la causa de mucho sufrimiento a largo plazo, no sólo por los síntomas a que da lugar, como la retención de orina, sino también por las numerosas perturbaciones postoperatorias que pueden ocurrir. Una de las más frecuentes es la depresión. En el transcurso de mi carrera, he visto muchos casos en que la inflamación de próstata se ha declarado en relación con trastornos de orden sexual, que varían desde la masturbación crónica hasta una infección venérea previa o hasta aventuras extramatrimoniales con sentimientos de culpabilidad reprimidos durante un largo tiempo. Las relaciones insatisfactorias prolongadas, en las que no se expresa la infelicidad, parecen afectar también este órgano. Se podría afirmar que una próstata inflamada denuncia, en muchos casos, un sentimiento de infelicidad.

Al mismo tiempo que utiliza este ejercicio, tenga presente que puede ser beneficioso para usted decirse a sí mismo que ha cometido un error de conducta y pedirse perdón por ello. El siguiente ejemplo demuestra la importancia de esto.

Un hombre de edad cercana a los sesenta años vino a verme porque padecía una inflamación de próstata con síntomas acompañantes de retención de orina y dificultades en el origen del flujo urinario. Su médico le había dicho que su dolencia requería una intervención quirúrgica, pero antes quería probar con visualización.

En el transcurso del tratamiento, durante el cual veía este paciente una vez por semana, él no tardó en identificar un área pro-

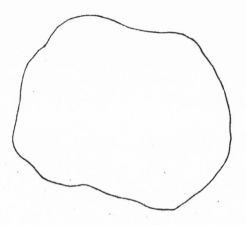

blemática en su vida que relacionó con su inflamación de próstata. Por fortuna, fue capaz de corregir esta situación conflictiva en su vida. Seis meses después, el médico de cabecera le examinó y descubrió que la próstata había recuperado su tamaño normal y ya no precisaba cirugía. Un control de seguimiento de dos años no reveló ningún cambio significativo en su próstata, y el funcionamiento global de su vida había mejorado también de forma sensible.

La red de oro

Cierre los ojos. Exhale tres veces e imagínese a sí mismo entrando en su propio cuerpo por cualquier abertura que elija. Ábrase camino hasta la próstata. Cuando la haya encontrado, examínela desde todos los ángulos. Luego véase a sí mismo envolviendo la próstata con una red de finos hilos de oro. Esta red tiene un cordel elástico que deberá atar alrededor de su próstata lo más apretado que pueda, y observe como la glándula se reduce a su tamaño normal. Después, utilizando la otra mano, aplique un suave masaje a la próstata, sintiendo el líquido seminal y/o la orina corriendo con fluidez y regularidad por el cuello de la vejiga hacia la uretra, y a través de ésta hacia la punta del pene, de donde verá precipitarse el líquido en cascada hasta la tierra, al mismo tiempo que observa su próstata reduciéndose a sus dimensiones normales. Por último, abra los ojos.

INSOMNIO

Nombres: **Inversión nocturna, Flores en el río** y **El sol poniente**
Intención: Conciliar el sueño.
Frecuencia: Al acostarse, todo el tiempo necesario hasta dormirse.

Este trastorno del sueño se manifiesta como una dificultad para dormirse o para seguir dormido. Hay un par de consejos que conviene tener en cuenta en relación con los problemas de sueño. En primer lugar, use la cama *sólo* para dormir. No coma, lea, mire la televisión, fume ni haga cualquier otra actividad en la cama que no sea dormir. Mientras esté fuera de la cama, mantenga encendidas todas las luces. El insomnio es la intrusión de la vigilia en el período de sueño, y puesto que usted no está dormido, hágalo tan parecido a la vigilia como le sea posible. Cuando haya tenido suficiente vigilia, apague las luces. El segundo consejo: no luche contra los pensamientos que se le presenten. Olvídelos pidiéndose perdon a sí mismo y sabiendo que el día siguiente le brinda otra oportunidad para corregir su situación. El insomnio supone una incapacidad para olvidar lo acontecido durante el día. Esta incapacidad tiene que ver, a menudo, con un intenso sentimiento de culpabilidad o un peso en la conciencia. También el miedo a morir se manifiesta en ocasiones como una perturbación del sueño, puesto que el sueño puede equipararse a la muerte. Con frecuencia, el insomnio aparece en el curso de una depresión. Veamos a continuación tres ejercicios excelentes.

Inversión nocturna

Mientras está acostado en la cama con los ojos cerrados, véase a sí mismo viviendo la jornada en orden inverso, hecho por hecho. Empiece por el último acontecimiento del día y revívalo con la imaginación. Luego, pase al penúltimo y revívalo también. Siga así en orden inverso hasta que llegue al momento del día en que despertó. Revise cada suceso despacio, tratando de corregir su actitud y comportamiento en aquellas situaciones en las que topó con dificultades. Intente también conseguir algo para usted que quiso obtener ese día pero no pudo. Si llega a una discusión que haya sostenido con alguien, recuerde la conversación de la forma más literal posible, sólo que ahora las palabras de su interlocutor salen de sus propios labios y lo que usted dijo es expresado por la otra persona. Esta experiencia le relajará, puesto que comprenderá lo que el otro estaba sintiendo en ese instante (si lo desea, puede llamar a esa persona al día siguiente para hacer las paces). Continúe con este ejercicio hasta que se duerma.

Flores en el río

Acostado en la cama con los ojos cerrados, véase a sí mismo tendido a la orilla de un río que fluye con rapidez. Usted está rodeado de flores. Huela su fragancia. Coja una flor. Tome todos los pensamientos perturbadores que le acosen, métalos en la flor, eche la flor al río, y observe y escuche cómo ésta es arrastrada velozmente corriente abajo. Prosiga con este ejercicio hasta que se duerma.

El sol poniente

Levántese de la cama. Diríjase a una silla en otra habitación o en otra parte del mismo dormitorio. Encienda todas las luces. Sentado en la silla, cierre los ojos e imagine que se encuentra en un prado, iluminado por un sol alto en el cielo. Tiéndase en el césped, recostando la cabeza sobre una mata blanda de hierba, y contemple la puesta de sol. Observe como el sol desciende lentamente por detrás del horizonte. Cuando el sol se haya ocultado y el cielo se oscurezca, véase a sí mismo abandonando el prado, metiéndose en la cama y durmiendo. Luego abra los ojos, levántese de la silla, apague las luces y acuéstese en la cama.

IRA

Nombres: **El lazo de la ira** y **Salir de la ira**
Intención: Desterrar la ira.
Frecuencia: Cada vez que se experimente ira; 3 minutos para **El lazo de la ira**, 1 minuto para **Salir de la ira**.

La ira supone un escollo importante para la humildad. Sin humildad no podemos ser verdaderamente útiles a nuestros congéneres humanos. La ira es una respuesta al ensimismamiento y el orgullo, y puede conducir a la indiferencia y el odio. Cuando residen la ira, la indiferencia y el odio, el amor no tiene cabida. La ira suscita a menudo un deseo de venganza que a veces llega a consumarse. En realidad, tales reacciones no hacen más que avivar las llamas de la ira, manteniéndola activa. La ira, vaya dirigida contra sí mismo o contra otra persona, es, en la mayor parte de los casos, una reacción exagerada a una determinada situación. El hecho de darle rienda suelta propicia los riesgos que acabamos de ver y le coloca a usted en la posición de juez y jurado.

Esto no significa que sea incorrecto o perjudicial experimentar ira. No es una emoción negativa, siempre y cuando se someta a un control. Esto se aplica también a todas las demás emociones, positivas y negativas. Experiméntelas, pero no viva a expensas de ellas. Admita su presencia y luego haga un trato con ellas.

El antídoto para la ira consiste en el perdón. El perdón debe destinarse primero a usted mismo y luego a la persona con la que esté enojado.

Cuando sienta ira, inicie el proceso interno que recibe el nombre de «confesión del corazón» (según Philo, un filósofo occidental del siglo I), en el que usted reconoce su error de enfadarse y se pide perdón a sí mismo. (Si tiene tendencias religiosas o espirituales, puede pedir perdón a Dios.) Después, comience el proceso externo de pedir perdón a la persona contra la que iba dirigida su ira (llamado «confesión de los labios»). La disculpa es una manera de solicitar el perdón ajeno.

Le propongo aquí dos ejercicios de visualización para aliviar la ira. Tenga presente que la raíz de la palabra inglesa *anger* (ira) significa «opresión».

El lazo de la ira

Cierre los ojos. Exhale tres veces. Desate el lazo que le está oprimiendo. Observe en cada nudo –un lazo tiene hasta trece nudos– qué es lo que propicia su ira y corríjalo. No se deje involucrar en otras emociones durante este ejercicio; concéntrese únicamente en la ira. En cuanto termine de desatar todos los nudos abra los ojos, consciente de que la ira ha desaparecido.

Salir de la ira

Cierre los ojos. Exhale tres veces. Véase a sí mismo encerrado dentro de su ira. Busque una salida y, una vez fuera, obsérvela. Decida qué quiere hacer con ella y hágalo. Transfórmela, disponga de ella..., es su elección. Exhale una vez y, después de que se haya liberado de la ira, coloque en su lugar vacío una imagen opuesta, como usted en el centro de una rosa, o flotando sobre una nube. Recuerde que resulta aconsejable que encuentre sus propias imágenes, las que proceden directamente de su experiencia personal. Luego abra los ojos, sabedor de que la ira ha desaparecido.

JAQUECAS

Nombre: **La cinta de plata**
Intención: Eliminar la jaqueca temporal.
Frecuencia: Cada 5 a 10 minutos, durante 1 a 2 minutos, hasta que desaparezca la jaqueca.

Nombre: **Ojos abiertos**
Intención: Eliminar la jaqueca persistente.
Frecuencia: Tantas veces como se declare la jaqueca, durante 2 a 3 minutos.

Nombre: **Lago del cerebro**
Intención: Eliminar la jaqueca por tensión.
Frecuencia: El tiempo necesario, cada 5 a 10 minutos, durante un máximo de 3 minutos.

Éstas son las tres más comúnmente experimentadas del amplio espectro de jaquecas que existen. Los dibujos adjuntos muestran los tres puntos principales donde se localizan las jaquecas que describo.

Las jaquecas están característicamente conectadas con el estado emocional del paciente. La jaqueca temporal implica rabia; la jaqueca persistente implica ira; la jaqueca por tensión implica preocupación. La jaqueca temporal se experimenta en forma de esa «palpitación en la cabeza» en la que se siente una fuerte pre-

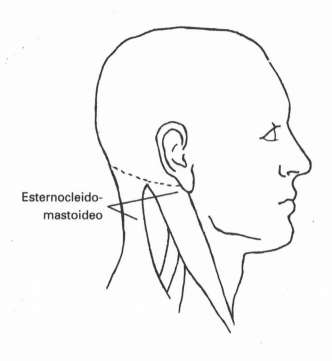

Esternocleido-
mastoideo

sión a ambos lados del cráneo, en la región de los huesos temporales. Puede ocurrir cuando usted no se permite expresar lo que siente. La jaqueca persistente suele presentarse en un único lado de la cabeza, y el dolor afecta toda la superficie de ese lado del cráneo. Su origen se indica a menudo por la sensación de un olor desagradable (sin ninguna relación con lo que hay en el entorno) o la visión de un halo de luces de colores (también desvinculado de cualquier presencia ambiental), y en la mayor parte de los casos refleja ira. La jaqueca por tensión es de origen muscular y manifiesta la tensión a la que usted está sometido en su vida. Se experimenta en la base del cráneo y en los músculos anchos del cuello engarzados en la base del cráneo.

La cinta de plata
(para la jaqueca temporal)

Cierre los ojos. Exhale tres veces e imagine una cinta de plata fuertemente atada en torno a su crá-

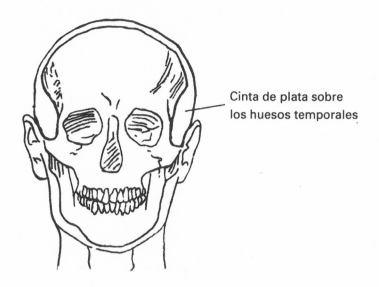

Cinta de plata sobre
los huesos temporales

neo de un hueso temporal a otro, y ligeramente holgada allí donde recubre estos huesos.

Vea y sienta la cinta estrechándose alrededor del cráneo, con los extremos ejerciendo presión sobre los huesos temporales para aflojarse en el momento siguiente. La cinta y los extremos aprietan nuevamente y se aflojan en seguida, y luego por tercera vez. A continuación abra los ojos, consciente de que el dolor se ha extinguido.

Ojos abiertos
(para la jaqueca persistente)

Con los ojos abiertos, mire fijamente hacia arriba, hacia el lado donde se localiza el dolor, durante 2 a 3 minutos. Luego vuelva los ojos a su posición normal.

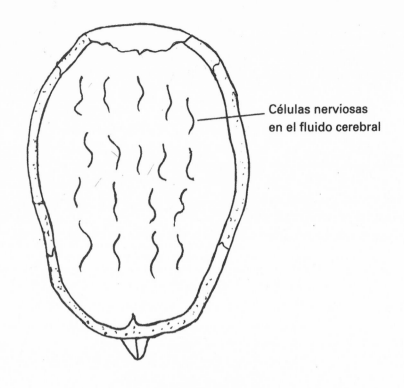

Células nerviosas
en el fluido cerebral

Lago del cerebro
(para la jaqueca por tensión)

Cierre los ojos y exhale tres veces. Observe la parte superior de su cabeza. Levante la tapa del cráneo como si quitara la parte superior de la cáscara a un huevo pasado por agua. Mire el interior. Observe el líquido cerebral y las fibras nerviosas, que parecen plantas acuáticas en el fondo. Vea como el líquido se escurre completamente de su cabeza, y sienta y experimente la tensión aliviada en la base del cráneo y en la nuca, percibiendo el desplazamiento del fluido por la espina dorsal hasta la base de la cabeza. Vea el nuevo líquido que asciende por la espina dorsal, a través del cuello, hasta llenar el cráneo. Contemple a través del líquido limpio y transparente las fibras nerviosas del fondo. Sienta y experimente el flujo de sangre nueva recorriendo su cuello y distribuyéndose por el resto del cuerpo. Coloque la tapa del cráneo, exhale una vez y abra los ojos.

LEUCEMIA

Nombre: **La sombra sagrada**
Intención: Curar la leucemia.
Frecuencia: Dos veces al día, de 1 a 3 minutos, durante 7 días.

Este cáncer del tuétano óseo afecta a jóvenes y mayores indistintamente. En los últimos tiempos se han desarrollado algunos tratamientos quimioterapéuticos para combatirla, y esta forma de cáncer parece presentar un porcentaje de recuperación más elevado que otras afecciones cancerígenas.

En el transcurso de mis viajes he conocido dos personas que dieron, cada una por su lado, versiones inusual y virtualmente idénticas de su experiencia con la leucemia. Acostada en la cama, cada una de estas dos personas se vio a sí misma abandonando su cuerpo físico, y observó como esta forma «etérea» se dirigía al rincón superior más alejado del dormitorio y decía al cuerpo físico tendido en la cama que se recuperaría y que no tenía motivos de inquietud. Luego, la forma etérea fue hacia arriba y pidió ayuda a Dios para curar el cuerpo tendido en la cama. Entre las 24 y 48 horas siguientes, ambos casos de leucemia registraron una involución. Poco tiempo después, la hermana y la esposa de un joven de poco más de treinta años aquejado de leucemia aguda acudieron a mi consulta para requerir mis servicios. El hombre estaba ingresado en un hospital, y el médico que le atendía había comunicado a la familia un grave diagnóstico. Yo sugerí el ejercicio de **La sombra sagrada** a la esposa y la hermana, y les dije que toda la familia inmediata del paciente debía congregarse en la habitación del hospital para presenciar cómo el cuerpo etéreo del joven abandonaba su estructura física, se dirigía al rincón superior más alejado de la estancia, le decía que se pondría bien, y finalmente iba hacia arriba y pedía ayuda a Dios para curarle. Entonces verían como la forma etérea regresaba al cuerpo físico. El propio enfermo no quiso tomar parte en este ejercicio, de modo que permaneció allí en silencio mientras sus familiares realizaban el ejercicio en torno a él. Al cabo de 24 a 48 horas, era dado de alta y salía del hospital completamente restablecido.

La sombra sagrada

Cierre los ojos y exhale tres veces. Vea su cuerpo etéreo abandonar su cuerpo físico para dirigirse a un rincón superior de la habitación, donde el techo limita con las paredes. Haga que su forma etérea diga al cuerpo físico que todo saldrá bien. Observe luego como la forma etérea sube para pedir a Dios que cure su cuerpo físico. A continuación, vea su cuerpo etéreo regresando a la estructura física y abra los ojos.

MALESTAR

Nombre: **La serpiente de bronce**
Intención: Suprimir la sensación de malestar.
Frecuencia: Una vez al día, de 1 a 2 minutos, durante 7 días.

Prefiero usar el término «malestar» en lugar de *hipocondría*, porque esta palabra conlleva la implicación de que el paciente *no experimenta* una dolencia verdaderamente física. No deberíamos ignorar ninguna queja física aun en el caso de que no encontremos evidencia física de ella. Sentirse enfermo es una forma lícita de reaccionar ante el mundo, y debemos ser tolerantes, comprensivos e imparciales a la hora de evaluarlo. El que sigue es un ejercicio de visualización diseñado para ayudarle a aceptar la experiencia y sentirse mejor.

La serpiente de bronce

Cierre los ojos. Exhale tres veces. Vea la serpiente de bronce enroscada en la parte superior de la vara esgrimida por Moisés. Mírela a los ojos y tome conciencia de la curación que se está produciendo en usted. Luego abra los ojos.

MAREOS

Nombres: **El funámbulo** y **La bellota**
Intención: Detener el mareo.
Frecuencia: El tiempo necesario, durante 1 a 2 minutos, cada 10 minutos hasta que desaparezca el mareo.

El mareo es un acompañante común a diversos estados emocionales, sobre todo cuando se trata de ansiedad o shock emocional. Puede representar nuestro esfuerzo por restablecernos del shock. La mayor parte de los casos de mareo son efímeros, pero algunos pueden durar cierto tiempo. (Si el mareo se hace crónico durante tres a seis meses, podría ser un signo de que ha tenido lugar algún trastorno estructural en los canales semicirculares del oído interno. Resulta aconsejable entonces consultar a un especialista del oído. Debería acudir también a su médico de cabecera para que le haga un chequeo y le tome la presión sanguínea.) Si usted siente que se marea, concédase un momento para ver si está confundido sobre algo, o si ha escuchado algo que no deseaba oír. Trate de reconocer qué podría ser eso e intente reponerse. Se ofrecen a continuación dos ejercicios de visualización útiles para ayudar a controlar el mareo.

Los ejercicios deben realizarse al primer síntoma de mareo o cuando el proceso en sí haya empezado. Elija el que quiera; no tiene que hacer los dos.

El funámbulo

Cierre los ojos. Exhale tres veces *muy despacio*. Véase y siéntase como un funámbulo. Suba la escala de cuerda hasta la plataforma. En ésta le aguarda la pértiga, la bicicleta o el paraguas. Antes de cruzar la cuerda floja, imagínese a sí mismo alcanzando el otro lado. Luego empiece a cruzar, consciente de que a medida que va completando su labor con éxito, su mareo se va disipando. Puede haber o no red debajo (como prefiera). Cuando alcance el lado opuesto, la otra plataforma, deje la pértiga, la bicicleta o el paraguas, y baje por la escala hasta el suelo, sabedor de que su mareo ha desaparecido.

La bellota

Cierre los ojos. Exhale tres veces *muy despacio*. Véase a sí mismo plantando una semilla o una bellota en la tierra. Exhale una vez y siéntase como esa semilla o bellota transformándose en un árbol, primero como un brote, luego como un arbolito, y por último echando raíces y creciendo en un árbol firmemente plantado en el suelo con las ramas alzándose hacia el cielo. Sepa que está usted firmemente plantado y que su mareo ha desaparecido. Después, abra los ojos.

MIEDO

Nombres: **Salmo 23** e **Inversión de la gravedad**
Intención: Desterrar el miedo.
Frecuencia: El tiempo necesario, durante 1 a 2 minutos, cada 15 a 30 minutos hasta que se disipe el miedo.

Nombre: **El rey**
Intención: Desterrar el miedo.
Frecuencia: El tiempo necesario, durante un máximo de 1 minuto, cada 15 a 30 minutos hasta que desaparezca el miedo.

Nombre: **La habitación de los ocho rincones**
Intención: Desterrar el miedo.
Frecuencia: Cuatro veces al día (por la mañana, al mediodía, al atardecer y al acostarse), de 2 a 3 minutos, durante 7 días.

Nombres: **Guardar la fe** y **Asustar al miedo**
Intención: Desterrar el miedo.
Frecuencia: El tiempo necesario, durante 30 segundos, cada 15 a 30 minutos hasta que desaparezca el miedo.

El principal antagonista a la fe o la confianza es el miedo. Éste va siempre relacionado a algo o alguien externo a nosotros, en contraste con la ansiedad (véase pág. 68), que se genera en el interior. El miedo básico de la condición humana es el que inspira la oscuridad. Las dos ramificaciones clave de este miedo fundamental se refieren a la aprensión por lo desconocido y por la muerte (la última aparece por lo general entre los 6 y 8 años de edad). El grado exagerado del miedo recibe el nombre de *fobia*.

Mi experiencia clínica me ha demostrado que el miedo es, en buena medida, consecuencia de algún pensamiento o acto que consideramos moralmente inapropiado o incorrecto. En realidad, somos nosotros mismos quienes creamos el miedo a partir de nuestras propias creencias. Analice dónde puede estar contribuyendo a su propio miedo, porque saber esto equivale a saber que aquello que usted crea puede ser destruido también. Usted lo hizo, de modo que usted puede deshacerlo. No responda pensando que le hago sentirse culpable por haber puesto esa responsabilidad o esa carga sobre sus espaldas. Acepte sólo el hecho de que, al convertirse en dueño de sí mismo, tiene que asumir también su autoría. Le conviene saber cómo creó su propia esclavitud si se ha propuesto crear su propia libertad. Hacer esto aporta, de hecho, alivio.

Antes he contrapuesto el miedo a la fe porque no es frecuente encontrar personas de confianza asediadas por el miedo. El rey David, en el Salmo 23, reveló el antídoto del miedo con las palabras siguientes: «Sí, aunque camine por el valle de la sombra de la muerte, no tendré miedo de ningún mal, porque Tú habitas en mí; tu vara y tu cayado me confortan..., mi copa rebosa».

Veamos algunas posibilidades para conquistar el dominio sobre las reacciones características del miedo. Algunos de estos ejercicios son bastante breves. Un axioma de la visualización eficaz reza que menos es más. Esto es así porque la visualización trabaja dando una sacudida a nuestros sistemas mentales y físicos para estimular sus funciones curativas innatas. Utilice cualquiera de ellos en cualquier momento que lo necesite.

Salmo 23

Cierre los ojos. Exhale tres veces. Obsérvese a sí mismo llevando una vara y un cayado. Use su cayado para que le ayude a andar por un camino recto, y emplee la vara para derribar cualquier imagen atemorizadora que le salga al paso. Luego vea su copa rebosando. Abra los ojos, consciente de que el miedo se ha ido.

Inversión de la gravedad

Cierre los ojos. Exhale una vez. Usted está a punto de ser tragado por una fuerza desconocida. ¡Mírela! Luego invierta la gravedad, sobrevuele esa fuerza y escape de ella. Mientras hace eso, su miedo se desvanece. Finalmente abra los ojos.

El rey

Cada vez que se sienta asustado, cierre los ojos e imagine el rostro de un rey, o de alguna persona valiente que conozca. Seguidamente, identifíquese con esa persona por un instante. Abra los ojos, consciente de que el miedo ha desaparecido.

La habitación de los ocho rincones

Cierre los ojos. Exhale tres veces. Limpie en su imaginación las ocho esquinas de una estancia (cuatro arriba y cuatro abajo) a conciencia. No pare hasta que toda la suciedad haya desaparecido. Luego abra los ojos, sabiendo que el miedo se ha esfumado también.

Guardar la fe

Cierre los ojos. Exhale una vez. Canjee el miedo por fe. Perciba y guarde esta imagen para usted. Abra los ojos.

Asustar al miedo

Cierre los ojos. Exhale una vez. ¡Asuste al miedo! Pase ahora del temor al asombro. Abra los ojos.

MONONUCLEOSIS

Nombres: **Los caballeros de blanco, La defensa íntima** y **El águila blanca** (todos son útiles para estimular el sistema inmunológico)
Intención: Librarse de la mononucleosis.

Una vez al día, durante 3 minutos, en un ciclo de 7 días para cada ejercicio: 21 días en total.

La mononucleosis, la llamada «enfermedad del beso», se caracteriza por ataques de cansancio y fatiga inusuales sin motivo aparente. También van asociados a esta afección períodos variables de debilidad. La mononucleosis parece transmitirse fundamentalmente a través del beso, de ahí la expresión popular que recibe. Se da también con mayor frecuencia entre los jóvenes, e imita muchas otras enfermedades más graves, siendo a menudo el primer diagnóstico una vez que se ha descartado todo lo demás. No se ha descubierto aún ningún tratamiento médico eficaz para esta dolencia, salvo varias semanas de reposo en cama. El tratamiento de visualización que expongo seguidamente debería llevarse a cabo en un período de tres semanas.

Los caballeros de blanco
(Primera semana)

Cierre los ojos. Exhale tres veces. Los caballeros de blanco tienen que luchar contra un ejército de guerreros que ocupan una plaza fortificada. Tras rechazar a los guerreros, los caballeros deben enfrentarse a ellos de nuevo en el transcurso de una contraofensiva montada por los guerreros en su intento por recuperar el fuerte. Luego abra los ojos.

La defensa íntima
(Segunda semana)

Cierre los ojos. Exhale tres veces. Observe las manchas blancas de la piel de un leopardo. Imagínese a sí mismo entrando en la piel del feroz leopardo de manchas blancas; sus manos y pies están completamente cubiertos por la piel. (Si usted ha sufrido recientemente una intervención quirúrgica o una lesión, puede ver el órgano o la zona afectada recobrando su aspecto original normal.) Vea, perciba, repare y disponga en perfecto orden las manchas blancas, que son imperfectas. Consiga que sean todas blancas y redondas injertándoles pelo blanco para que asuman una forma perfecta. Cuando su piel de leopardo esté impecable, sienta su propio bienestar y salga de la piel poco a poco. Después, abra los ojos.

El águila blanca
(Tercera semana)

Cierre los ojos. Exhale tres veces. Sea un águila blanca volando en el cielo. Perciba un movimiento en el suelo y observe que se trata de un jaguar. Láncese en picado y mate al joven jaguar, y acto seguido regrese a su nido con él en las garras para alimentar a sus aguiluchos. Distinga luego dos jaguares jóvenes en tierra. Arrójese sobre ellos, y llévelos en sus garras hasta el nido. Repita esta acción cada día, llevándose dos jaguares al nido para alimentar a sus crías. Después, abra los ojos.

OBESIDAD

Nombre: **Mirarse en el espejo**
Intención: Perder peso, adelgazar.
Frecuencia: El tiempo necesario cuando desee perder peso, durante 1 a 2 minutos.

Nombre: **Reestructurar el cuerpo**
Intención: Perder peso, adelgazar.

Frecuencia: 20 a 30 minutos antes de cada comida, durante un máximo de 1 minuto, en tres ciclos de 21 días de uso y 7 de descanso en medio. Durante el segundo y tercer ciclos, aplicará también el ejercicio cuando se siente a comer. Puede interrumpir el ejercicio tan pronto como alcance el peso deseado.

Al parecer, existen muchas implicaciones emocionales entretejidas en el problema de la obesidad. Este trastorno se experimenta como una infelicidad subyacente relacionada con creencias sobre escasez en su vida. La supervivencia se erige en una «salida» al dilema, por cuanto usted cree que la escasez podría conducir al hambre y la muerte. Usted se siente desprovisto de alimento y no expresa sus necesidades abiertamente. Como consecuencia, reacciona a esta situación comiendo en exceso.

Su propio esfuerzo es el factor clave para el éxito de cualquier régimen de adelgazamiento. Este ejercicio de visualización le ayudará a desterrar los correlativos emocionales de la insatisfacción por su peso.

Estos ejercicios pueden aplicarse paralelamente a otros regímenes de adelgazamiento que usted siga, o bien puede utilizarlos de forma exclusiva, sobre todo si todos los demás intentos han fracasado.

Mirarse en el espejo

Un factor importante en la pérdida de peso consiste en mantener alguna imagen del aspecto que le gustaría tener cuando haya adelgazado.

Imagínese a sí mismo en un espejo, donde aparece más delgado, y entre seguidamente en el espejo y fúndase con esa imagen. Note las sensaciones que experimenta. Salga del espejo, colóquese de nuevo frente a él, y saque la imagen del espejo hacia la derecha con la mano diestra. Cada vez que se siente a comer, o varios minutos antes, visualice esta imagen que está usted asumiendo. Quizá desee dibujar esa imagen en un papel y colgarla en un lugar donde pueda verla con frecuencia. Incluso podría llevarla consigo si está mucho tiempo ausente de casa. La visión momentánea de ese dibujo refuerza su intención.

Reestructurar el cuerpo

El propósito del presente ejercicio reside en transmitir el énfasis de la pérdida de peso a la alteración de la forma de su cuerpo. Cuando se produce una reestructuración de carácter físico, por norma general se pierde peso también. Haga un dibujo de sí mismo, marcando en centímetros las ·partes de su cuerpo que le gustaría cambiar.

Unos 20 a 30 minutos antes de cada comida, siéntese en una silla e imagine sus cuatro extremidades replegándose. Vea como los dedos se introducen en las manos y los pies; éstos, en las muñecas y tobillos; éstos, a su vez, en los antebrazos y codos y en las pantorrillas y rodillas; éstos, en los brazos y hombros y en los muslos y caderas; todo ello se repliega dentro del abdomen, debajo del diafragma, y se reúne allí. Esto debería hacerse al mismo tiempo que efectúa inhalaciones rápidas y profundas. Cuando exhale, observe un humo gris emanando y disipándose en el aire. Realice este ejercicio tres veces, tan rápido como le exija la inhalación. Después, levántese de la silla y sitúese de pie junto a una pared. De cara al norte, póngase de puntillas y extienda los brazos hacia arriba. Luego gire un cuarto de vuelta a la derecha, póngase de puntillas otra vez y extienda el brazo derecho. Haga otro cuarto de giro y póngase de puntillas, estirando ambos brazos. Otro cuarto de giro, de puntillas, y extienda el brazo izquierdo. Repita esta secuencia dos veces más. Realice este ejercicio durante una semana.

En la segunda semana, continúe con el ejercicio de la primera y añada lo siguiente: cuando se siente a comer, dígase a sí mismo el contenido de la comida que se dispone a tomar. Luego diga a su cuerpo que asimile exactamente aquello que necesite y expulse lo que no necesita. Haga esto antes de cada comida durante las dos semanas siguientes.

Durante la tercera semana, incorpore lo siguiente: de 20 a 30 minutos antes de cada comida, una vez efectuado el ejercicio de repliegue y extensión, vuelva a sentarse en la silla, cierre los ojos, inhale y doble físicamente su cuerpo hacia adelante por la cintura, levantando las piernas y estirándolas al mismo tiempo que extiende los brazos rectos en frente de usted. En la exhalación, imagine sus brazos y piernas extendiéndose muy lejos delante de usted hasta que toquen un edificio situado a una distancia muy grande. Luego descanse. Repita esta parte del ejercicio dos veces más.

Finalizada la tercera semana, interrumpa los ejercicios durante 7 días y mida las partes de su cuerpo que deseaba modificar. Si no advierte cambio alguno, repita esta serie dos ciclos más de 21 días de uso por 7 de descanso. Posteriormente, lleve a cabo estas actividades, si es preciso, durante tantos ciclos como necesite hasta obtener los resultados esperados.

PANCREATITIS

Nombre: **El arco iris curativo**
Intención: Curar el páncreas, restablecer su funcionamiento normal.
Frecuencia: Cuatro veces al día, durante un máximo de 3 minutos, en un ciclo de 21 días.

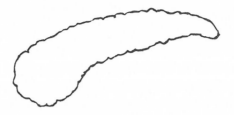

Nombre: **Corregir la crueldad**
Intención: Curar el páncreas.
Frecuencia: Tres veces al día, durante 2 a 3 minutos, en un ciclo de 21 días.

La inflamación del páncreas se denomina «pancreatitis». Este nombre resulta un tanto impropio, por cuanto esta inflamación no empieza directamente en el páncreas, sino que suele ocurrir en segunda instancia asociada a una intoxicación alcohólica aguda o crónica, trastornos del tracto biliar, o por causas desconocidas. El alcohol no sólo afecta el hígado, sino que daña también el páncreas. Desarrollo a continuación los breves ejercicios de visualización que pueden contribuir a aliviar los síntomas y propiciar la curación. Si usted recibe tratamiento médico para la pancreatitis, estos ejercicios son excelentes en combinación con el tratamiento. Tal vez le resulte útil saber que el páncreas tiene relación a menudo con la crueldad dirigida contra uno mismo o contra el prójimo.

El arco iris curativo

Cierre los ojos. Exhale tres veces. Véase a sí mismo entrando en su cuerpo por cualquier acceso que elija y abriéndose camino hasta el páncreas. Lleve una luz consigo y examine el páncreas desde todos los ángulos. Seguidamente, obsérvese tejiendo un arco iris de luces sobre el órgano. Fíjese y tome conciencia de que ese arco iris rodea el páncreas en un primer momento y penetra luego directamente en él para suavizarlo, reparar sus paredes y eliminar el dolor. Por último abra los ojos.

Corregir la crueldad

Cierre los ojos. Exhale tres veces. Vea, sienta y conozca la crueldad experimentada por su páncreas. Haga todo lo necesario para corregir esa crueldad, al mismo tiempo que comprueba cómo el páncreas adopta un color amarillo pálido a medida que va sanando. Luego abra los ojos.

PÁNICO

Nombre: **Sin límites**
Intención: Detener el pánico.
Frecuencia: El tiempo necesario cada 5 a 10 minutos, durante 1 minuto.

Nombres: **El ataúd curativo** y **Ejercicio de Pan**
Intención: Detener el pánico.
Frecuencia: El tiempo necesario cada 1 a 2 horas, durante 3 minutos, hasta que desaparezca el pánico.

Esta reacción emocional deja mentalmente incapacitadas a muchas personas. En efecto, paraliza la acción, dejando en el paciente la sensación de que se cae a pedazos y que cualquier movimiento que haga no le aportará más que consecuencias peores para él. Es un sentimiento de terror poderoso y abrumador. Existe a menudo un intenso sentimiento de soledad previamente al acceso de pánico, la súbita percepción del cual provoca con frecuencia el fenómeno. Si usted es propenso a esos ataques, merecería la pena que revisara también los ejercicios de visualización indicados para la soledad (pág. 193). Le propongo ahora algunas posibilidades que intentar al principio, o incluso en el transcurso, de la experiencia.

Escoja el ejercicio o combinación de ejercicios que le resulte más eficaz. Yo he descubierto que el humor supone un antídoto excelente para ayudar a mitigar la reacción de pánico.

Sin límites

Cierre los ojos. Exhale tres veces *muy despacio*. Vea, perciba, sienta y sepa que su cuerpo no tiene límites biológicos. Viva la experiencia durante un momento *largo*. Luego abra los ojos, consciente de que su pánico se ha esfumado.

El ataúd curativo

Cierre los ojos. Exhale tres veces *muy despacio*. Usted está dentro de un ataúd, vendado como una momia. La tapadera se halla cerrada. Acepte sus sentimientos. Quédese con ellos durante un momento *largo*. Abra la tapadera, salga del ataúd y quítese las vendas, enrollándolas en una bola. Lance esta bola a un nubarrón negro que se ha formado sobre su cabeza, y vea como impacta en su centro, rompiendo la nube. Deje que la lluvia caiga sobre usted y tome conciencia de que su pánico ha desaparecido. Observe cómo es el paisaje antes de abrir los ojos.

Ejercicio de Pan

Cierre los ojos. Exhale tres veces *muy despacio*. Contemple al dios Pan tocando la flauta, y los niños siguiéndole a un lugar *aparentemente* paradisíaco al borde de un precipicio. Decida no dejarse seducir y unirse a esa procesión. Dése la vuelta y diríjase al centro de un claro. Construya una valla en torno a este claro. Decida quién puede acceder a él. Sepa que su pánico se ha quedado fuera. Entonces abra los ojos.

PENSAMIENTOS OBSESIVOS

Nombres: **Pensamientos para comer** e **Interruptor de luz**
Intención: Controlar el pensamiento excesivo.
Frecuencia: Las veces necesarias a diario, durante unos segundos.

Algunas personas no pueden controlar la profusión de su mente, y se encuentran prisioneras de un alud aparentemente interminable de pensamientos que resultan aturdidores, engañosos y realmente perturbadores. En términos psicológicos, esta situación se conoce como pensamiento «obsesivo». Es como si un demonio entrara en la mente y se hiciera con el timón de la nave del pensamiento. Veremos en seguida dos ejercicios de visualización que pueden ayudarle a recuperar el control de esa nave. Fíjese en que ninguno de estos ejercicios requiere ningún tipo de respiración especial durante su utilización.

Pensamientos para comer

Cierre los ojos. Vea cada pensamiento como si fuera una lombriz. Alimente con las lombrices a un pájaro que viene y se las lleva volando en el pico. Hágalo con rapidez. Luego abra los ojos.

Interruptor de luz

Cierre los ojos. Visualice un interruptor de luz roja en el hemisferio izquierdo de su cerebro. Apague el interruptor para detener sus pensamientos. A continuación abra los ojos.

PÓLIPOS Y TUMORES
(Véase también **Quistes de pecho**)

Nombre: **La célula del universo**
Intención: Encoger el tumor (en este caso, el pólipo).
Frecuencia: Dos veces al día, de 1 a 3 minutos, durante 21 días.
Después de este ciclo, hágase examinar el tumor de nuevo
por su médico. Si necesita más tratamiento, utilice este ejerci-
cio durante dos ciclos más de 21 días con 7 entre ambos.
Durante los 7 días de descanso, si piensa en su pólipo, piense
que ha desaparecido.

Nombre: **El láser curativo**
Intención: Encoger el tumor (en este caso, el fibroma).
Frecuencia: Tres veces al día, durante 2 a 3 minutos, en tres ci-
clos de 21 días de uso y 7 de descanso.

Existen diversas clases de tumores benignos que pueden desarrollarse en cualquier parte del cuerpo. Pueden aparecer en
forma de quistes, tumores adiposos, o cualquier variedad de tumores musculares sólidos, e incluso pólipos. En líneas generales, cualquier excrecencia tumoral, sea cual fuere el sitio donde
aparece, denuncia algún desequilibrio en nuestra vida a todos los
niveles. Mi opinión personal es que, cuando corregimos el desequilibrio, el bulto tumoral desaparece. Yo he tenido pacientes
con quistes, fibromas, pólipos y otros trastornos por el estilo, que
los han combatido con bastante eficacia a través de la visualización. Una mujer de mediana edad había tenido un pólipo crónico
en la ventana izquierda de la nariz durante la mayor parte de su
vida adulta. Esto contribuyó en buena medida a una afección as-
mática persistente. Ella me dijo que no había podido respirar a
través de la ventana izquierda de la nariz en todo el tiempo que
acertaba a recordar y que había acudido a muchos «especialistas
de la respiración» en vano. En conexión con nuestro trabajo de
tratamiento del asma, mi paciente se concentró también en el pólipo que obstruía la ventana izquierda de su nariz. Empleó el
ejercicio de **La célula del universo**, y el pólipo se redujo hasta
que pudo volver a respirar normalmente a través de la ventana
izquierda de la nariz.

Una segunda paciente, una mujer con varios fibromas uterinos, decidió probar con la visualización antes de someterse a la intervención quirúrgica que le recomendaba su ginecólogo. Después de tres ciclos de **El láser curativo**, ya no necesitaba cirugía ni más visitas al ginecólogo por causa de esta condición.

La célula del universo

Cierre los ojos. Exhale tres veces. Vea y sienta su pólipo reduciéndose a una única célula. Experimente cómo todos los materiales van siendo exprimidos, y perciba la sequedad de la célula. Imagínese a sí mismo dentro de la célula y palpe esa sequedad. Luego rompa la membrana en cualquier parte de la célula, tome los fragmentos en su mano, y ofrézcalos como regalo al universo. Finalmente, abra los ojos.

El láser curativo

Cierre los ojos. Exhale tres veces. Obsérvese a sí mismo entrando en su cuerpo a través de cualquier abertura que elija. Lleve una luz consigo. Ábrase paso hasta el útero y examine el fibroma para determinar su localización, tamaño y color. Tome un tubo de rayos láser azules y enfóquelo directamente al fibroma. Vea como éste se arruga y encoge. Luego enfoque un tubo de rayos láser dorados a la base de los fibromas, y elimine así los fibromas que quedaban tras usar los rayos láser azules. Fíjese como la luz dorada corta la base de esas excrecencias ahora encogidas en un movimiento circular, y seguidamente retírelas con la mano. Busque después el tubo de rayos láser del color adecuado para propiciar el desarrollo de células sanas en la zona afectada, y observe como ésta se cura y toma el mismo aspecto que el tejido sano circundante. Una vez que las células normales hayan sido estimuladas y la curación sea un hecho, abandone su cuerpo por el mismo sitio por el que entró. Cuando haya salido al exterior, exhale y abra los ojos.

PREOCUPACIÓN

Nombres: **Quitar el yugo** y **Aligerar la carga**
Intención: Aliviar la preocupación.
Frecuencia: Cada vez que se sienta preocupado; de 30 segundos a 1 minuto para **Quitar el yugo**, de 1 a 2 minutos para **Aligerar la carga**

Al igual que todas las perturbaciones de carácter emocional, la preocupación encierra imágenes temporales sobre las que no tenemos control. Tales imágenes temporales representan el pasado, que no podemos cambiar, o el futuro, que nos resulta imposible determinar. La mayoría de nosotros creemos por error que el pasado y el futuro personales son más importantes que el momento presente. Sin embargo, el presente es el lugar donde reside la felicidad. La mayoría de nosotros afirmamos que deseamos ser felices y que buscamos la felicidad. Esta búsqueda nos lleva a muchos callejones sin salida. Los tres principales son el pasado, el futuro, y el hecho de vivir *para*, y no *en*, el presente (lo primero se conoce también como hedonismo). La «felicidad» a la que me refiero significa vivir *en* el momento. Para aprehender ese momento, quítese o afloje el yugo que le está asfixiando. Recuerde que *preocupación* implica «estar ahogado». Si logra verse a sí mismo tranquilizándose, habrá efectuado una incursión por el territorio de su preocupación. Cada vez que se sienta asfixiado por la preocupación, afloje el yugo que lleva en torno al cuello, con el objeto de eliminar esa preocupación.

Quitar el yugo

Cierre los ojos. Exhale una vez, y vea qué es lo que le está ahogando. Luego aflójelo, desátelo o quíteselo del cuello. Perciba entonces como mejora su respiración, y sepa al mismo tiempo que su preocupación se ha evaporado. Después, abra los ojos.

Aligerar la carga

Cierre los ojos, exhale una vez, y obsérvese a sí mismo desprendiéndose de sus cargas, quemándolas, enterrando las cenizas y experimentando lo ligero que es ahora su cuerpo. Repare en la profundidad de su respiración a medida que el cuerpo se aligera, y tome conciencia de que su preocupación ha sido eliminada. Luego abra los ojos.

PREPARACIÓN PARA UNA INTERVENCIÓN QUIRÚRGICA

Nombre: **Después de la operación**
Intención: Someterse a una operación en buena forma.
Frecuencia: Cada mañana, de 1 a 2 minutos, durante los 7 días previos a la intervención.

La perspectiva de ingresar en un hospital para someterse a una operación, por «intrascendente» que ésta sea, instiga a menudo una sensación de ansiedad. Sigue a continuación un procedimiento sencillo de afrontar cualquier intervención quirúrgica inminente.

Después de la operación

Cierre los ojos. Exhale una vez e imagínese a sí mismo *después* de la operación, erguido en la cama, sonriente, y recibiendo visitas. Obsérvese luego mientras se viste y abandona el hospital, cogido de la mano de su compañera o compañero, saliendo por la puerta principal y volviendo a casa a pie o en coche. Por último abra los ojos.

PROBLEMAS DE LA COLUMNA VERTEBRAL
(Incluidos problemas de la espalda inferior)

Nombre: **Tocar la médula**
Intención: Curar la columna vertebral.
Frecuencia: Cada mañana, durante 5 a 10 minutos, en un ciclo de 21 días de uso y 7 de descanso. Si desea continuar, complete dos ciclos más de 21 días con 7 de descanso en medio.

La columna vertebral es el pilar central en torno al cual se organiza la totalidad del cuerpo físico. Se trata del soporte principal de la estructura corporal, y en consecuencia está sujeta a una gran cantidad de tensiones mecánicas, sobre todo en nuestra sociedad ajetreada y activa. Algunos significados destacables que he encontrado en los problemas de la columna vertebral son dificultades monetarias y sentimientos de inseguridad.

El esfuerzo continuado puede provocar el debilitamiento de la columna vertebral. Lo que puede ocurrir seguidamente es que las vértebras se deformen, lo cual hace que la masa gelatinosa que actúa como cojín entre las vértebras acabe por herniarse. La sola torsión de las vértebras puede originar dolor y limitación del movimiento. La herniación puede causar una seria limitación de movimientos y un dolor intenso. Otro problema reside en la posibilidad de que se formen depósitos de calcio en las puntas de las vértebras. Esta acumulación puede propiciar un estrecha-

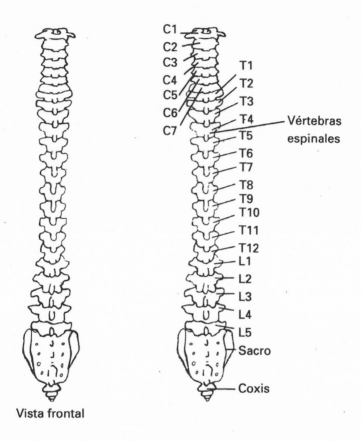

C1
C2
C3
C4
C5
C6
C7
T1
T2
T3
T4 — Vértebras
T5   espinales
T6
T7
T8
T9
T10
T11
T12
L1
L2
L3
L4
L5
Sacro
Coxis

Vista frontal

miento del espacio entre las vértebras, por donde discurren los nervios que salen de la espina dorsal hacia los distintos órganos del cuerpo. También en este caso se experimenta dolor y limitación de movimientos. La ciática es una afección común que resulta de este pellizcamiento de los nervios. El nervio ciático discurre desde la espina dorsal a través de las nalgas, los muslos, las piernas y los pies hasta el dedo gordo.

El ejercicio de visualización que recomiendo para la columna vertebral es apropiado para todas las situaciones que acabo de describir. Es el mejor que he encontrado para el dolor en la espalda inferior y todos los problemas, en general, localizados en esa región. Antes de iniciar el ejercicio, conviene que se familiarice con el tamaño y el número de las vértebras. Existen siete vértebras cervicales, doce torácicas o dorsales, cinco lumbares, el hueso sacro, y las vértebras del coxis (en tres segmentos).

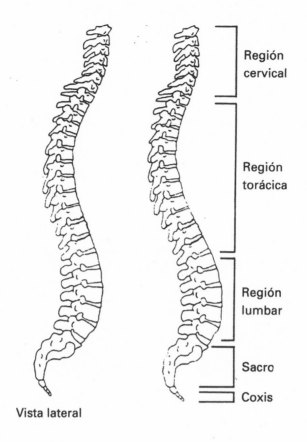

Región
cervical

Región
torácica

Región
lumbar

Sacro

Coxis

Vista lateral

Tocar la médula

Cierre los ojos, exhale tres veces y visualice su columna vertebral delante de usted. Si su dolor o limitación se localiza en el tramo superior de la columna, empiece desde abajo, y viceversa. Por ejemplo, empezando desde arriba, vea y palpe C-1. Repare en su color y escuche el sonido que hace. Si el color no es blanco, utilice un cepillito, como el que se emplea para limpiarse las uñas, y restriegue la vértebra hasta que esté blanca y resplandeciente. Si el sonido que escucha no es armonioso ni entonado, manipule la vértebra *muy suavemente* entre el pulgar y el índice hasta que se coloque en su sitio, o alineada, y usted oiga una nota armoniosa. Luego exhale una vez y pase a C-2. Repita exactamente el mismo procedimiento. Siga así, en orden consecutivo, por toda la columna vertebral. Cuando llegue al coxis, observe su curvatura. Un coxis normal se dobla hacia abajo y adelante. Si lo ve en cualquier posición distinta, debe colocarlo en la curvatura hacia abajo y hacia adelante hasta que oiga la nota armoniosa. No olvide exhalar después de trabajar con cada vértebra. En cuanto haya terminado con esta parte, abra los ojos. A continuación cierre los ojos de nuevo, exhale tres veces y empiece por los ligamentos, tendones y músculos adyacentes al coxis. Véase a sí mismo cogiéndolos con ambas manos para estirarlos y alargarlos hasta que adopten un color blanco resplandeciente. Amplíe después el espacio entre el coxis y el sacro colocando una mano en cada vértebra y separándolas con suavidad. Limpie cualquier filamento que pueda encontrar en ese espacio. Sienta la sangre fluyendo por la zona de los músculos, tendones y ligamentos, y observe una luz procedente de arriba que inunda el espacio. Cuando esté estirando y alargando, compruebe si existe movimiento en alguna parte de su cuerpo y/o sensaciones en cualquier órgano. Siga con este procedimiento, separando el espacio entre las vértebras en orden *ascendente*. Esto es, desde el espacio sacro–L-5 por L-5–L-4, L-4–L-3, etc., siguiendo las mismas instrucciones consignadas arriba. La última extensión tiene lugar entre C-2 y C-1. Cuando termine en C-1, abra los ojos. Luego cierre los ojos y exhale tres veces. Empezando por C-1, véase y escúchese tocar sus vértebras como las teclas de un piano en orden descendente todo el trayecto hasta el coxis. Experimente la sensación que esto produce. Finalmente, abra los ojos.

PROBLEMAS RESPIRATORIOS
(Véase también **Enfermedades respiratorias**)

Nombre: **Enhebrar la aguja**
Intención: Restablecer la respiración normal.
Frecuencia: El tiempo necesario, cuatro veces al día, durante 1 a 2 minutos para cada uno de los ejercicios.

Ha sido asombroso descubrir en el transcurso de mi experiencia clínica hasta qué punto las perturbaciones emocionales –como la ansiedad– están íntimamente relacionadas con los problemas respiratorios. Muchos de estos trastornos son tan sutiles que no tenemos conciencia de que existe un problema. Usted podría tener un tabique nasal ligeramente desviado, o bien las ventanas de la nariz estrechas por naturaleza, lo cual dificulta el influjo de oxígeno. Cuanto menos oxígeno es usted capaz de inspirar, más probabilidades tiene de volverse ansioso. Sabemos que la respiración se altera cuando experimentamos estados emocionales diversos como el miedo, la ira y la ansiedad. Se da también una forma distinta de respirar cuando estamos profundamente concentrados en alguna actividad o leemos. La respiración es vida. En consecuencia, es el equivalente físico de la fe. La fe y la vida son conceptos análogos. Cuando existen problemas respiratorios, se produce una alteración en la vida y también en la fe. Mientras respiramos, estamos vivos. Se trata de nuestra fuente principal de energía y el sistema regulador de la confianza en sí mismo. Aprender a respirar correctamente puede contribuir en gran medida al restablecimiento del sentido del equilibrio cuando éste se necesita con urgencia. Veremos a continuación una serie de ejercicios respiratorios. Use uno o cualquier combinación de ellos que le resulte eficaz.

Enhebrar la aguja

1. Cierre los ojos y tome conciencia de su respiración. Sepa que mientras hace esto se está liberando de influencias obstaculizadoras y se siente aliviado. Abra los ojos.

2. Cierre los ojos. Exhale tres veces. Compruebe y sienta que no tiene que corregir su respiración de forma inmediata, pero puede utilizarla como punto de partida, aun cuando sea defectuosa. Luego abra los ojos.

3. Cierre los ojos. Exhale tres veces. Observe y sienta el movimiento interno de su respiración natural hasta que ésta, por sí sola, recupera su ritmo normal. Experimente este ritmo durante un momento largo, y después abra los ojos.

4. Cierre los ojos y exhale tres veces. Sienta y experimente un estado emocional. Visualícelo y sea consciente de cómo cambia su respiración. Abra los ojos.

5. Cierre los ojos y exhale una vez. Sienta y experimente como los sentimientos negativos reducen la respiración. ¿Qué ocurre? Luego abra los ojos.

6. Cierre los ojos y exhale tres veces. Escuche y sienta como, cuando suspiramos, experimentamos cierto alivio. Perciba y sienta como, cuando usted está tranquilo, respira más con el diafragma. Después abra los ojos.

PSORIASIS

Nombre: **Descamación ártica**
Intención: Eliminar la psoriasis.
Frecuencia: Tres ciclos de 21 días de uso y 7 de descanso durante
    3 minutos en el primer ciclo, de 1 a 2 minutos en el segundo y

de 30 segundos a 1 minuto en el tercero. Si para entonces la psoriasis no ha desaparecido o mejorado, consulte con su médico. Si ha empezado a sanar, pero no por completo, utilice los ciclos de visualización necesarios hasta la curación total.

La psoriasis es un trastorno común de la piel que afecta hasta un 4 por ciento de la población blanca (muy pocas personas de color lo padecen). Puede limitarse a una zona localizada o bien extenderse por la práctica totalidad del cuerpo. Junto con esta dolencia puede darse una forma de artritis imposibilitadora. Como era de esperar, los factores emocionales y sociales desempeñan un papel destacado en esta afección. Con mucha frecuencia coexisten sentimientos de ira y aflicción en un contexto de inquietud, confusión y frustración severas respecto a las relaciones sociales. Muchos de estos sentimientos provocan una sensación de «congelación intensa» en el paciente de psoriasis. Es esta experiencia de «congelación» lo que da lugar al ejercicio llamado **Descamación ártica** que se describe seguidamente para el tratamiento de la psoriasis.

«Greg» era un joven que había contraído una psoriasis cuatro años antes de acudir a mi consulta cubierto de escamas psoriáticas de la cabeza a los pies y mostrando el posible inicio de cambios artríticos en sus dedos. Se había sometido a la práctica totalidad de los últimos tratamientos de la psoriasis sin haber experimentado mejoría alguna. La visualización suponía para Greg el último recurso antes de recurrir a los tratamientos médicos severos que le quedaban –algunos de los cuales son tóxicos y otros podrían incrementar la posibilidad de un cáncer de piel–, y que él deseaba evitar.

Greg empleó dos ejercicios de visualización: **Descamación ártica** y **Dentro-fuera**, recomendado para el tracto gastrointestinal. Este último fue introducido porque, según los conocimientos que he adquirido sobre la psoriasis, existe una relación entre esta enfermedad y la acumulación de toxinas en el colon: la dieta de mi paciente era rica en grasas, y él tendía a consumir grandes dosis de «comida rápida». Hablé con él tres meses después, cuando ya había completado tres ciclos de actividad visualizadora. Había adoptado una dieta más equilibrada, no había tomado medicación alguna, y había efectuado los dos ejercicios prescritos con fe. El resultado fue que la psoriasis había desaparecido casi en un 90 por ciento; tan sólo quedaban unas pocas manchas. Me dijo que no tenía dudas de que la visualización había obrado el milagro. Éste es el ejercicio de **Descamación ártica** que utilizó:

Descamación ártica

Cierre los ojos. Exhale tres veces. Véase, pálpese y siéntase a sí mismo desnudo. Se encuentra en el Polo Norte. Tiene una piqueta de oro para el hielo con el cual arranca todas las escamas blancas que recubren su cuerpo hasta que vea la piel sana subyacente. Una vez que haya arrancado las escamas, entre en las frías aguas del Ártico, sintiendo como lavan su piel a conciencia. Luego salga del agua y sienta una película de agua helada del Ártico que recubre todo su cuerpo. Tenga preparado un bote con aceite de ballena dorado que extenderá por todo el cuerpo sobre la película de agua congelada. Póngase un albornoz o una bata de color púrpura y contemple su cuerpo, sano y limpio de escamas. A continuación abra los ojos.

QUISTES DE PECHO
(Véase también **Pólipos y tumores**)

Nombre: **El carillón de la vida**
Intención: Eliminar los quistes de pecho.
Frecuencia: Tres veces al día (cada mañana, al atardecer y antes de acostarse), de 3 a 5 minutos, durante 21 días. Si el quiste no ha desaparecido, espere siete días y complete otros dos ciclos de 21 días de visualización con 7 de descanso en medio.

Esta afección común entre las mujeres ha eludido un tratamiento sólidamente eficaz. Sin duda, valdría la pena considerar los factores emocionales/sociales relacionados con ella. La frustración que se deriva de la incapacidad de satisfacer o satisfacerse en una determinada relación es un ejemplo. (La investigación sugiere también que la dieta puede jugar su papel en los quistes de pecho. La cafeína, los refrescos de cola y el chocolate pueden contribuir a ellos; la vitamina E y la lisina, un aminoácido, ayudan a reducirlos.) «Ann», una paciente que utilizó el ejercicio **El carillón de la vida** con éxito –sus quistes habían desaparecido cuando pasó su último chequeo–, comentaba: «Cada vez que oía sonar un carillón, o cualquier clase de música elevadora, yo respondía inmediatamente a ella dejando que reverberara en mis pechos y actuara como una fuerza curativa resonante. Entonces visualizo los quistes disminuyendo de tamaño, deshaciéndose y desapareciendo. Veo mis pechos libres de obstáculos y llenos de una luz blancoazulada».

El carillón de la vida

Cierre los ojos y exhale tres veces. Imagínese a sí misma luciendo un broche con joyas incrustadas. Es translúcido, y cada joya es una campanita con su propio y delicado tono. Cuando golpee *suavemente* cada campanita con la yema del dedo índice, escuche la melodía del carillón aumentando de volumen para convertirse en una melodía curativa. Sienta el sonido reverberando en sus pechos: los tejidos responden, al igual que las células. Observe y sienta las impurezas desprendiéndose, el quiste deshaciéndose mientras ese sonido separa lo puro de lo impuro. A medida que ocurre esto, vea una luz azuldorada recorriendo toda la zona; los rayos descargan una energía que circula a través de usted. Escuche y mire el sonido y la luz convertirse en un flujo de movimiento en sus pechos, arrancando las impurezas negras y arrastrándolas por todo el cuerpo hasta expulsarlas a través de las plantas de los pies. Observe como el quiste desaparece junto con las impurezas. Por último, abra los ojos.

SIDA

El SIDA ataca el sistema inmunológico directamente. (Ninguna otra enfermedad conocida hace esto.) Las personas aquejadas de SIDA han empleado muchos tratamientos no convencionales para que les ayudaran a hacer frente a su problema y, en ocasiones, a curar sus síntomas. Estos tratamientos incluyen la visualización, la meditación, la oración, dietas, bolas de cristal y curanderos. En un caso documentado, utilizando la meditación budista tibetana que implica cánticos e imágenes mentales, una mujer consiguió invertir la respuesta positiva de su análisis de sangre de anticuerpos a negativo, lo que indicaba que toda actividad del virus del SIDA había cesado.

Considero necesario incluir aquí un comentario sobre la noción actual de «remisión». La medicina moderna efectúa distinciones entre «remisión» y «curación», usando el primer término para enfermedades en las que pueden darse reapariciones frecuentes, enfermedades que la medicina moderna considera, en general, fundamentalmente incurables, como el SIDA. Yo soy de la opinión de que cuando una persona queda libre de síntomas, está curada. En realidad, la práctica totalidad de enfermedades pueden reproducirse, dadas las condiciones propicias. Sin embargo, en ausencia de síntomas activos o dolor, sea cual fuere el diagnóstico, usted debe considerarse curado. El término *remisión* deja, de hecho, en el paciente una creencia negativa de que la enfermedad puede o debe reaparecer.

En mi práctica profesional, cada paciente de SIDA encuentra su propio camino, escogido de un abanico de tratamientos entre los que constan los que he mencionado sobre estas líneas. Todos estos enfoques de elección personal suponen el diseño y empleo de ejercicios visualizadores únicos. Tales ejercicios son demasiado individuales para describirlos aquí. No obstante, los que describo en las entradas del virus de Epstein-Barr, herpes genitalia y mononucleosis son excelentes para una aplicación general.

SÍNDROME PREMENSTRUAL
(Véase también **Inflamación**)

Nombre: **La arena del desierto**
Intención: Eliminar la hinchazón.
Frecuencia: A partir del primer indicio de síntomas premenstruales al final de la menstruación, tres o cuatro veces al día, durante 1 a 2 minutos.

Millones de mujeres sufren irritabilidad, hinchazón, depresión, dolor y muchos otros síntomas que suelen empezar de 7 a 10 días antes de la menstruación. Varios cambios fisiológicos están ocurriendo, los más destacados de los cuales son la retención de orina, que da lugar a la hinchazón, y la pérdida de calcio, que interviene en los trastornos emocionales que se experimentan en esa época. El ejercicio de visualización que propongo aquí puede resultar bastante útil en la reducción o eliminación de la hinchazón y, mientras ayuda, puede hacer este período premenstrual mucho más soportable. (La ingestión de calcio suplementario puede resultar también bastante útil en la eliminación de la perturbación emocional. Debería consultar a un profesional sanitario para que le recomiende las dosis a tomar.)

La arena del desierto

Cierre los ojos y exhale tres veces. Imagine que se encuentra en un desierto. Cubra su cuerpo con arena. Haga que el sol hornee la arena sobre la piel. *Sienta* la arena filtrándose en sus líquidos internos y el sol secando la arena. A continuación abra los ojos.

SOLEDAD

Nombres: **El desierto solitario** y **La isla desierta**
Intención: Superar la soledad.

Frecuencia: Dos veces al día, hasta un máximo de 5 minutos, durante 21 días.

Este sentimiento comúnmente experimentado no precisa comentarios salvo decir que va asociado a la circunstancia de permanecer ligado a experiencias de la infancia, sin salir de ellas para acceder plenamente en la vida madura de adulto. La soledad es un verdadero impedimento en la vida, de modo que conviene librarse de ella.

El desierto solitario

Cierre los ojos. Exhale tres veces. Véase a sí mismo entrando en un desierto. Usted está solo, y no lleva provisiones. Observe qué le está ocurriendo. Exhale una vez. Vea una figura distante que se acerca a usted; identifíquela a medida que se aproxima. Decida si quiere acompañarla o si prefiere seguir solo. Si camina con la figura, ¿qué consejo le da ésta? De lo contrario, siga por su cuenta hasta que desee dar la vuelta y regresar por el mismo camino. Si acompaña a la figura y acepta su consejo, deberá regresar también por la misma ruta. Mientras vuelve, sepa que su soledad se ha ido. Luego abra los ojos.

La isla desierta

Cierre los ojos. Exhale tres veces y véase solo en una isla desierta y desolada. Usted tiene una camisa o una tela, que ata en la copa de un árbol muy alto para hacer señal a un barco o un avión de paso. Repare en lo que hace durante su recorrido alrededor de la isla. Cuando haya terminado, observe que se aproxima un barco o un avión. Imagine su retorno a la civilización: el desplazamiento desde la isla al avión o el barco, y seguidamente el regreso a su hogar. Mientras regresa, sepa que su soledad ha desaparecido. Después abra los ojos.

SUPRESIÓN INMUNOLÓGICA

Nombre: **El artista de la vida**

Intención: Contribuir a la propia curación potenciando la función inmunológica positiva.

Frecuencia: Seis veces al día, o cada 2 horas (si no puede seguir este programa, hágalo cinco veces al día o cada 3 horas), durante 3 minutos, cualquier número de ciclos de 21 días de uso y 7 de descanso, hasta que la función inmunológica se estabilice en términos de alivio de síntomas y/o la presencia de glóbulos blancos en la sangre.

El sistema inmunológico ha arraigado en nuestra conciencia recientemente a causa de la publicidad que se ha dado al SIDA y al cáncer. La visualización utilizada para estimular el sistema inmunológico levanta casi invariablemente el nivel inmunológico en cualquier trastorno que lo haya atacado. Aquellos pacientes a los que he tratado de SIDA o CRS (complejo relacionado con el SIDA) muestran de forma consistente aumentos en la proporción de glóbulos blancos en su sangre después de haberse sometido a visualización. En tanto que el sistema inmunológico contribuye a la protección contra los estragos de la enfermedad, la supresión inmunológica no *causa* enfermedades. Más bien la supresión inmunológica es un reflejo de la enfermedad, de manera que ayuda a determinar el curso clínico de la afección y el nivel de nuestro bienestar. Desempeña un papel importante en casi cualquier dolencia, desde el catarro común al estado emocional depresivo.

Los órganos principales que merece la pena considerar en el trabajo con ejercicios de visualización para el sistema inmunológico son el bazo, el timo y los huesos adjuntos (véanse las ilustraciones adjuntas). El bazo es la sede del humor y la risa.

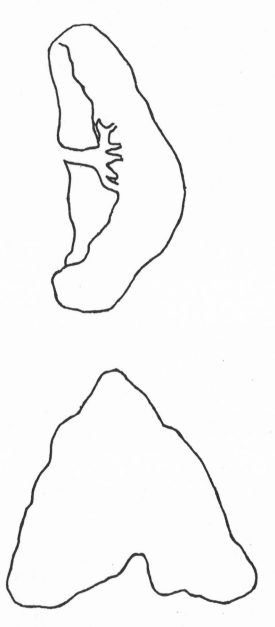

Recordaré que Norman Cousins, tal y como describe en su libro *Anatomía de una enfermedad*, se restableció de una enfermedad mortal prácticamente mediante una cura de risa viendo películas cómicas que reforzaban su función inmunológica.

He constatado que el ejercicio de visualización que describo seguidamente resulta bastante efectivo en los procesos patológicos que afectan de una forma directa la función inmunológica. En este ejercicio me refiero a las llamadas células T4 y T8. Constituyen dos tipos fundamentales de linfocitos, glóbulos blancos, que son elementos básicos en el sistema inmunológico. Las células T4 (denominadas también células auxiliares) producen anticuerpos, que localizan los elementos extraños en el cuerpo y desencadenan una reacción que propicia la destrucción de los agentes invasores. Las células T8 (llamadas también células destructivas) atacan a los intrusos directamente con poderosas sustancias químicas.

El artista de la vida

Cierre los ojos, exhale tres veces y entre en su cuerpo por cualquier abertura que elija. Recorra el trayecto hasta el bazo. Exhale una vez y véase a sí mismo delante del bazo como un artista tocado con boina y sujetando una paleta y pinceles en las manos. Pinte la cara de un payaso en el bazo. Imagínese a sí mismo contemplando su obra con una sonrisa en los labios. Mientras hace esto, el payaso le responde riendo. Su boca se abre, y su lengua, larga y gruesa, sale como un río de glóbulos blancos que usted ve y siente circular por su flujo sanguíneo a todas las partes del cuerpo, combatiendo la enfermedad. Observe y sienta esas células como elementos ligeros que se agitan de una forma efervescente por el flujo sanguíneo y devoran todos los invasores extraños. En cuanto haya terminado su tarea en el bazo, véase subiendo hasta el timo. Contemple el timo como un capullo de flor de loto cerrado, con seis pétalos, al que suministrará un suave masaje con dedos transparentes. Mientras lo hace, fíjese en cómo se abren los pétalos y las células inmunológicas T4 presentes en el centro de la flor surgen y fluyen por su cuerpo, ocupando todos los rincones y asentándose, reproduciéndose, y combatiendo y destruyendo todos los invasores enemigos. Observe la totalidad de su cuerpo estimulado y agitado por la llegada de esas semillas fértiles. Vea y sienta la hormona del timo manando a través de los pétalos, ahora abiertos, y discurriendo como un río rojo hacia los huesos largos, donde estimulan el tuétano para producir glóbulos blancos T4 y T8. Vea estas células circulando por los canales sanguíneos de los huesos y actuando en su sangre. Escuche el ruido que hacen mientras sacan a los invasores enemigos de sus escondrijos en tejidos y órganos y los destruyen. Observe, sienta, conozca y experimente la energía vital que le proporciona el movimiento de estas células. Finalmente, abra los ojos.

TRASTORNOS DE LA PIEL
(Véase también **Acné**)

Nombre: **Curación egipcia**
Intención: Limpiar la piel.
Frecuencia: Tres veces al día, de 3 a 4 minutos, durante 21 días.

Para los trastornos generales de la piel, existe un ejercicio de visualización excelente que describiré a continuación. Antes, sin embargo, quisiera señalar varios aspectos referentes a la piel y la visualización desde una perspectiva física y emocional. Creo que resulta bastante obvio que las emociones juegan un papel destacado en los problemas epidérmicos. Expresiones como «tener la piel dura» o «a flor de piel» atestiguan la conexión entre emociones y piel. Cuando nos enojamos, por ejemplo, sufrimos a menudo alteraciones en la piel conocidas como «erupciones» cutáneas. Lo mismo ocurre cuando estamos asustados. Las erupciones de ira acostumbran a ser de color rojo, mientras que las causadas por el miedo son blancas, como la llamada carne de gallina. No es necesario decir que hay muchos sentimientos positivos vinculados a sensaciones cutáneas, siendo los afectivos y sexuales los más significativos.

En lo que se refiere al componente físico de los trastornos de piel, la visualización trabaja con colores. La identificación del color a utilizar en cada caso puede requerir ensayos y errores, pero en cuanto usted aplique un color se dará cuenta en seguida de si funciona. Por norma general, lo más aconsejable es emplear el color que neutralice el presente en el trastorno. Muchas erupciones e inflamaciones son rojas; en consecuencia, el *azul* resulta habitualmente eficaz, por cuanto el azul neutraliza el rojo. Las erupciones se clasifican además en secas y grasas, por lo que el procedimiento curativo usa visualización seca para las erupciones grasas, y visualización grasa para las secas. Así, por ejemplo, una erupción exudante puede secarse utilizando la luz del sol; una erupción seca y escamosa puede aliviarse mediante la aplicación de aceite de palma de cocotero.

El ejercicio visualizador general es el de **Curación egipcia**, con instrucciones específicas para su empleo en problemas de la piel.

Curación egipcia

Siga las instrucciones de **Curación egipcia**, en la pág. 55, hasta el punto en que los rayos solares se filtran en las palmas de las manos y surgen de las yemas de los dedos. Al final de cada rayo que emana de cada dedo de la mano derecha se forma una mano reducida y completa, mientras que al final de cada rayo de los dedos de la mano izquierda hay un ojo. (Si es usted zurdo, las manos pequeñas y los ojos estarán invertidos.) Ahora, proyecte esos rayos sobre su piel, consciente de que los ojos emiten luz y pueden ver al mismo tiempo. Úselos para examinar la zona cutánea afectada. En una de las manos pequeñas tiene un cepillo de oro con cerdas finas y doradas. Frote la zona afectada a conciencia hasta que quede limpia de todo rastro de erupción y sea visible la piel sana subyacente. En otra de las manos pequeñas sostiene un tubo de luz azul que emerge como un rayo láser e incide directamente sobre la zona que acaba de lavar para ayudar a la curación estimulando el crecimiento de células sanas. Observe como proliferan estas células hasta que la zona adquiere el mismo aspecto que el tejido sano de las inmediaciones. Sostenga en la tercera mano pequeña un frasco de ungüento azuldorado elaborado con sol y cielo, con el que frotará la zona curada para protegerla. (Si la erupción fuera seca, el frasco debería contener aceite de palma blanco.) Vea, sienta y experimente el proceso de curación. Cuando haya acabado, levante los brazos y manos hacia el sol y observe como los rayos vuelven a introducirse en las palmas, mientras que las manos pequeñas y los ojos se guardan en su interior. Por último, exhale y abra los ojos.

TRASTORNOS GASTROINTESTINALES CRÓNICOS

Nombre: **Dentro-fuera**
Intención: Curar el (nombre del trastorno).
Frecuencia: Dos veces al día, a primera hora de la mañana y antes de acostarse, durante 3 a 5 minutos, en seis ciclos de 21 días de uso y 7 de descanso. Si desea una comprobación, consulte con su médico después del tercer ciclo para obtener una indicación sobre sus progresos. No interrumpa su medicación antes de consultarlo con su doctor.

Nombre: **La sirena**
Intención: Curar el (nombre del trastorno).
Frecuencia: Tres veces al día, a primera hora de la mañana, al atardecer y antes de acostarse, hasta un máximo de 3 minutos, en tres ciclos de 21 días de uso por 7 de descanso.

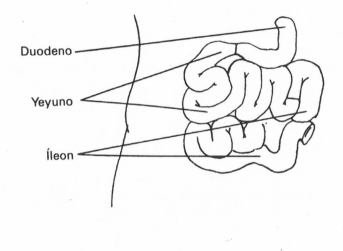

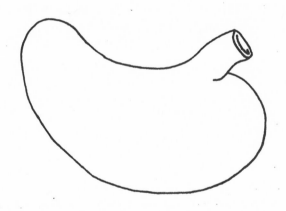

Los trastornos intestinales incluyen molestias que afectan el estómago, cualquiera de las tres secciones del intestino delgado (duodeno, yeyuno e íleon), y el colon, el recto o el ano (como se muestra en el dibujo). Muchas de estas dificultades están relacionadas con una alimentación deficiente y/o el exceso de bebida y son relativamente leves, mientras que otras pueden tener un carácter más grave, como la úlcera péptica, que afecta el estómago o el duodeno.

Cada parte del intestino refleja un estado emocional y posee un significado crítico en nuestra vida. El esófago implica la capacidad para «tragar» algo, en el sentido literal o figurado. El estómago tiene que ver con la capacidad para «aguantar» algo o no. El duodeno y el yeyuno se relacionan con el control, por lo general con la preocupación por controlar al prójimo. El íleon refleja sentimientos de inferioridad o inseguridad sobre uno mismo o sobre las actitudes que se toman en la vida. El intestino grueso (incluidos el recto y el ano) expresan a menudo emociones de odio o rencor intensos, o una amargura profundamente arraigada, así como un prolongado aferramiento a relaciones amorosas fracasadas, lo que es análogo a una aflicción prolongada.

La colitis es una enfermedad diagnosticada con frecuencia que afecta el intestino grueso. Esta inflamación crónica del tracto inferior del intestino, para la cual los tratamientos médicos –incluida la prescripción de cortisona empleada comúnmente– no resultan demasiado efectivos, se manifiesta de muchas formas. Espástica, ulcerosa y mucosa son algunas de las etiquetas que se le atribuyen, según la gravedad y envolvimiento del intestino grueso. Sea del tipo que sea, la colitis tiene mucho que ver con circunstancias de retención sin liberación, y con sentimientos de odio o rencor profundos. En tal caso, es importante que el paciente sea capaz de reconocer a la persona o personas hacia quien guarda estos sentimientos. A menudo, la colitis ocurre como consecuencia de una relación amorosa frustrada, cuando uno se aferra al resentimiento originado en el momento en que la otra persona puso fin a la relación.

«Linda», una joven de veintitantos años de edad, había estado aquejada de una colitis ulcerosa durante aproximadamente siete años cuando acudió a verme. Su diagnóstico había sido confirmado por análisis médicos, de laboratorio y de rayos X. Un médico le había «informado» que esta condición podía ser precancerígena, lo cual le causó una ansiedad adicional. Lo había intentado «todo» para curarse, y ahora recurría a mí por recomendación de su quiropracticante. Había estado tomando un esteroide junto con otro medicamento, ninguno de los cuales le había ayudado, y para colmo producían reacciones adversas. Fuimos directamente al grano del problema y empezamos por usar los dos ejercicios que se describen a continuación, **Dentrofuera** y **La sirena**. Durante un período de tres meses consagra-

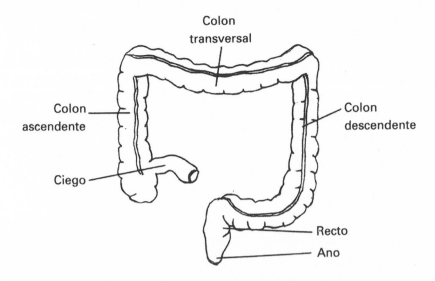

Colon transversal

Colon ascendente

Colon descendente

Ciego

Recto

Ano

dos diligentemente a la práctica de la visualización, Linda advirtió una serie de cambios que estaban teniendo lugar en su vida: dejó de tomar su medicación bajo mi tutela y el proceso de su enfermedad cesó, como demostraría un examen por rayos X; se volvió más positiva en su vida en general, superando la ansiedad por hablar en público; y estableció una relación satisfactoria y segura con un joven con el que se fue a vivir. En el transcurso de nuestro trabajo conjunto emergieron el aferramiento a relaciones afectivas frustradas y el reconocimiento de sentimientos de odio; en cuanto fue capaz de soltarlo, la curación fue un hecho.

En general, la visualización ha sido efectiva con las afecciones gastrointestinales y sus perturbaciones emocionales asociadas. Consideremos dos ejercicios visualizadores excelentes que pueden utilizarse para cualquiera de estos problemas.

Dentro-fuera

Cierre los ojos. Exhale tres veces e imagínese a sí mismo al lado de un arroyo de montaña de aguas rápidas y cristalinas. Arrodíllese junto a este río, introduzca la mano en su abdomen y saque la parte del tracto intestinal que está enferma. Vuélvala del revés y lávela concienzudamente en el agua, usando un cepillo de oro de cerdas finas para arrancar todas las impurezas, y observe como todo el material estropeado es arrastrado corriente abajo por las aguas frías e impetuosas del arroyo. Después, saque la parte intestinal fuera del río y déjela sobre el fértil suelo de la orilla para que se seque el sol, que inunda la zona afectada de luz. Cuando esté seca, tome una aguja de oro muy fina, enhebrada con hilo de oro, y repare cualquier deterioro cosiendo las paredes del tracto lesionado, juntando los bordes de la pared de modo que desaparezca todo vestigio de la rotura. Examine el segmento recién cosido, que ahora presenta un aspecto normal y sano. Seguidamente aplique un suave masaje a la parte expuesta con movimientos en sentido descendente, percibiendo el flujo de sangre circulando de forma uniforme por ella, y dígale que le gusta. Luego vuélvala del derecho y colóquela de nuevo en su lugar en el abdomen. Tome a continuación algún alimento nutritivo. Digiéralo como hacen las serpientes, experimentando cómo pasa por su organismo en el proceso de una perfecta digestión. Por último, vea como este material bien digerido se elimina como una masa fecal perfectamente formada, y sepa que su tracto intestinal funciona de maravilla. Luego abra los ojos.

La sirena

Cierre los ojos. Exhale tres veces. Vea una sirena de cabellos dorados y un cuerpo y cola de color azul plateado. Observe y sienta como se desplaza por su tracto intestinal de una forma rítmica. Haga que la sirena toque la zona del tracto donde reside el trastorno, y vea como se restablece por completo. Hágale terminar su viaje por todo el tracto al mismo tiempo que se asegura que todo lo demás se encuentra en buenas condiciones. Cuando la sirena haya completado su recorrido, exhale y abra los ojos.

TRASTORNOS HEPÁTICOS

Nombre: **El espejo reflectante**
Intención: Curar el hígado.
Frecuencia: Dos veces al día, durante 1 a 2 minutos, en seis ciclos de 21 días de uso con 7 de descanso en medio. Consulte a su médico para comprobar si se ha registrado alguna mejoría, si el hígado ha disminuido de tamaño. El médico podría prescribirle una serie estándar de pruebas de hígado para verificar sus progresos. Si se requiere más visualización, complete otros tres ciclos de 21 días de uso por 7 de descanso.

El hígado es el almacén de la ira (como el corazón es el almacén del amor). El hígado ha sido reconocido también como la sede de la emoción en general. Al igual que ocurre con la ira, el perdón es un poderoso remedio para los trastornos hepáticos. Cuando note molestias en el hígado, cuente a alguien en quien confíe los sentimientos que experimenta. El siguiente ejercicio de visualización aporta un necesario impulso hacia la curación de afecciones hepáticas.

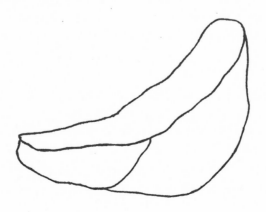

El espejo reflectante

Cierre los ojos. Exhale tres veces y contemple su hígado como un espejo liso que refleja sus emociones contenidas. Bórrelas hacia su izquierda con la mano izquierda. Vuelva el hígado del revés y, en la cara inferior del espejo, vea sus emociones recién reconstruidas. Después, abra los ojos.

TRASTORNOS POSICIONALES

Nombre: **Estar erguido**
Intención: Enderezar la postura.
Frecuencia: Tan a menudo como se acuerde de hacerlo, en la primera ocasión varias veces de 1 a 2 minutos; después, durante un instante cuando piense en ello.

Casi todo el mundo se preocupa por estar erguido, puesto que la postura de una persona denota muy claramente su estado de ánimo. Cuando hay cosas que nos «aplastan», o bien cuando experimentamos un sentimiento de inferioridad o alienación, tendemos a hundirnos o inclinarnos. La posición erecta brinda una impresión de seguridad. Otra ventaja de esta postura es que respiramos mejor, lo que reviste una importancia enorme para la salud. Veremos a continuación un ejercicio de visualización simple pero extremadamente efectivo para establecer una posición recta. En cuanto sepa cómo hacerlo, podrá adoptarla en cualquier lugar, con los ojos abiertos. Mediante una repetición constante, usted puede reeducar su cuerpo en una postura distinta.

Estar erguido

Cierre los ojos. Exhale una vez e imagine un cordel de plata que sale de la parte superior de su cabeza recta hacia el cielo. Al mismo tiempo, imagine otro cordel de plata que sale de la base del cráneo

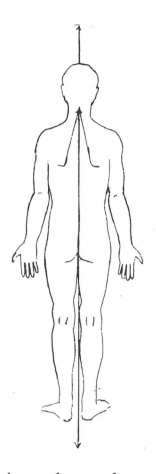

recta hacia abajo por el centro de su espalda, por entre las piernas, y entra directamente en el suelo. De manera simultánea, vea otros dos cordeles que arrancan desde la punta de cada ala (escápula) de la espalda en ángulo hasta que se unen con el cordel de la base del cráneo. Imagine ahora que las cuatro cuerdas se tensan en el mismo instante. Constate su aspecto y lo que siente. Luego abra los ojos.

Haga donde haga este ejercicio, con los ojos abiertos o cerrados, visualice los cordeles de plata y experimente las cuatro tensiones por un momento. Repare a continuación en su aspecto y sus sensaciones, consciente de que está perfectamente erguido.

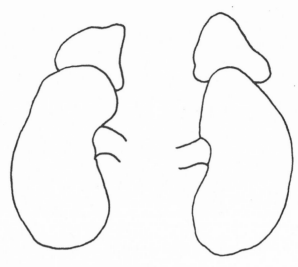

TRASTORNOS RENALES

Nombre: **La pajarera**
Intención: Curar los riñones.
Frecuencia: Dos o tres veces al día, durante 3 minutos, en un ciclo de 21 días de uso y 7 de descanso. Si el problema no se ha resuelto, utilice el ejercicio durante dos ciclos más de 21 días con 7 de descanso en medio.

Los riñones son dos órganos grandes con forma de oreja situados en la región del flanco derecho e izquierdo. Un trastorno renal refleja a menudo la incapacidad para tomar una decisión importante en la vida, o la circunstancia de ser crónicamente indeciso. Cuanto más indeciso sea usted, mayor tensión acumula sobre los riñones. Tal vez le resulte beneficioso emplear los ejercicios de toma de decisiones (págs. 146-147) para hacerse cargo de ese problema. Para la dificultad renal en sí, el que sigue es un ejercicio efectivo.

La pajarera

Cierre los ojos. Exhale tres veces. Imagine que se encuentra dentro de una pajarera. Los pájaros vuelan a su aire sobre usted. A continuación véase, siéntase y experimente como el poderoso avestruz, el ave terrestre. Exhale una vez. Como el avestruz, imagínese a sí mismo formando un huevo enorme. Sienta crecer ese huevo hasta que usted lo deposita suavemente dentro del nido. Permanezca sentado encima de él hasta que se convierta en el huevo perfecto. Perciba el movimiento de la cáscara y el polluelo creciendo en el interior a medida que el huevo aumenta cada vez más de tamaño. A medida que éste crece, vea y sepa que su riñón o riñones está sanando. Después, abra los ojos.

TRASTORNOS TIROIDEOS

Nombre: **Rojo y azul**
Intención: Restablecer el funcionamiento normal de la tiroides.
Frecuencia: Cuatro veces al día (por la mañana temprano, al mediodía, al anochecer, antes de acostarse), durante 2 a 3 minutos, en tres ciclos de 21 días de uso y 7 de descanso en medio.
Llegado a este punto, sométase a una prueba de la función tiroidea. Si ésta ha mejorado, repita el programa de ejercicios otros tres ciclos, en esta ocasión dos veces al día: por la mañana temprano y al anochecer. Si no se ha producido ningún cambio o más bien un empeoramiento (no es mala señal), repita tres ciclos más, tres veces diarias: por la mañana, al anochecer y antes de acostarse; y luego dos ciclos de dos veces diarias: por la mañana y antes de acostarse. En ocasiones, su estado empeorará antes de mejorar, pero al cabo de una o dos semanas debería advertir algún progreso. Si no se ha registrado progreso alguno tras ese tiempo, acuda a su médico.

La glándula tiroides tiene una importancia enorme en la regulación del metabolismo del cuerpo. Esta glándula posee el significado de una puerta, un escudo o un bosque. Cuando existe un problema tiroideo, yo suelo buscar alguna circunstancia relacionada con franquear una puerta en la vida, esto es, tomar una decisión o pasar de una fase de la vida a otra. Por ejemplo, un hom-

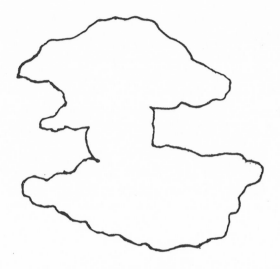

bre con quien trabajé estaba atravesando por los trámites de divorcio tras un largo matrimonio; efectuaba la transición con gran dolor y se mostraba muy reacio a aceptar la realidad de la situación. Estaba «pasando a través de una nueva puerta», como lo expresó él mismo. Desarrolló un acceso de hipertiroidismo (tiroides hiperactiva) en el curso de su transición, a medida que se dirigía hacia la condición de solo, divorciado y en su mediana edad. El sufrimiento que resulta de ésta y otras situaciones de transición similares se guarda, o se contiene, y es arrastrado al interior de la tiroides. La glándula «habla» entonces de franquear la puerta. Expongo aquí un ejercicio de visualización que le ayudará a pasar por esa puerta. Puede emplearse en el caso de una tiroides hiperactiva o infraactiva.

Rojo y azul

Cierre los ojos. Exhale tres veces. Véase a sí mismo haciéndose muy alto, con los brazos largos y extendidos y las palmas de las manos orientadas al sol. Coja un trozo de sol con las manos y póngalo en su tiroides (vea el diagrama), desde donde proyecta rayos de luz dorada a todas las partes del cuerpo, dando salud y bienestar al resto de sus glándulas. Observe unos canales de luz roja y azul entrecruzándose en la tiroides, y sepa que su tiroides está funcionando con una producción de hormonas normal. Contemple la forma que describe el entrecruzamiento, y vea y sienta un canal de flujo hormonal rojo desplazándose desde la pituitaria a la tiroides, y un canal de flujo azul que va de la tiroides a la pituitaria. Cuando distinga el flujo de luz roja y azul circulando de manera uniforme y constante entre ambas glándulas, sepa que su tiroides funciona bien. Luego exhale y abra los ojos.

TUMORES
(Véase **Pólipos y tumores**)

TUMORES BENIGNOS
(Véase **Pólipos y tumores**)

VERRUGAS

Nombre: **Curación egipcia**
Intención: Eliminar las verrugas.
Frecuencia: Tres veces al día, de 2 a 3 minutos, durante 21 días. Si se requieren más sesiones, continúe durante dos ciclos más de 21 días, con 7 de descanso en medio.

Nombre: **Cara invertida**
Intención: Eliminar las verrugas; curar la piel.
FrecuencIa: Cuatro veces al día, de 1 a 3 minutos, durante 21 días. Si requiere más sesiones, continúe durante dos ciclos más de 21 días con 7 de descanso en medio.

Estas pequeñas pero molestas excrecencias aparecen en la piel, tienen a menudo un color amarronado u oscuro, parecen estar relacionadas con la presencia de un virus y, si bien no son especialmente peligrosas, pueden resultar antiestéticas. Se acostumbra a cortarlas o quemarlas, pero tienden a recurrir, de ahí la necesidad de un ejercicio de visualización que permita librarse de ellas de forma permanente. Cuando brotan en la cara, las verrugas han de ser consideradas como una señal de algún desequilibrio físico o emocional. Esto debería impulsarle a profundizar en su vida en busca de un conflicto emocional y visitar a su médico para que le dictamine alguna causa de naturaleza física.

Para el tratamiento de verrugas faciales con visualización, yo suelo recomendar una combinación de dos ejercicios: **Curación egipcia**, descrita en la pág. 55, además de **Cara invertida**. Aconsejo a mis pacientes que insistan con estos ejercicios –un ciclo de **Curación egipcia** (21 días de uso por 7 de descanso) seguido por **Cara invertida** (21 días de uso por 7 de descanso)– hasta que las verrugas hayan desaparecido. Para la presencia de verrugas en otras partes del cuerpo será suficiente con el uso exclusivo de **Curación egipcia**.

Curación egipcia

Siguiendo las instrucciones para **Curación egipcia** (pág. 55), emplee sus cinco ojos para examinar sus verrugas detenidamente. Luego sostenga en una de sus manos pequeñas una madeja de hilo de oro fino y haga con él un nudo en la base de las verrugas. En otra de las manos pequeñas tiene usted un tubo que emite un rayo láser de luz blanca. Enfoque esta luz directamente a las verrugas, y fíjese en como se encogen y se desprenden. Su tercera mano pequeña sujeta un cepillo de oro de cerdas suaves con el que limpiará las impurezas que hayan quedado, mientras aparece debajo la primera capa de piel rosada. Lleve en su cuarta mano un espejo dorado. Contemple su piel en proceso de curación reflejada allí, y repare en que su aspecto es el mismo que la piel sana de alrededor. Luego siga el procedimiento para concluir el ejercicio **Curación egipcia** tal como se describe en la pág. 55. Finalmente, abra los ojos.

Cara invertida

Cierre los ojos. Exhale tres veces, y sitúese con la imaginación junto a un arroyo de montaña de aguas frescas y cristalinas (o cualquier otra acumulación de agua curativa). Contemple su cara (o la zona afectada por verrugas) reflejada allí y luego quítesela, vuélvala del revés y lávela en el agua a conciencia. Observe como todos los productos de deshecho fluyen en forma de arroyos negros o grises que son arrastrados por el río con sus impetuosas corrientes en espiral. En cuanto su cara (u otra parte del cuerpo) esté bien limpia, tiéndala al sol para que se seque. Vea como va sanando desde dentro, a medida que recobra el mismo aspecto que los tejidos sanos en torno a las zonas afectadas. Después vuelva la cara del derecho y colóquela en su lugar. Compruebe que las verrugas se han esfumado. Por último, abra los ojos.

VIRUS DE EPSTEIN-BARR (síndrome de fatiga crónica)

Nombre: **El caballo de polo**
Intención: Eliminar el virus.
Frecuencia: Tres veces al día, durante 3 minutos, en nueve ciclos de 21 días de uso por 7 de descanso. A partir del séptimo ciclo, 1 minuto para este ejercicio es suficiente. Los chequeos médi-

cos resultan útiles si los desea, pero no son obligatorios (algunas personas no quieren estar mentalmente atadas a los resultados de la prueba de contabilización de glóbulos blancos).

La aparición de esta infección vírica ha causado alarma porque determinados descubrimientos científicos sugieren que podría ser un presagio de ciertas formas de cáncer y de SIDA. Algunas personas consideran el virus de Epstein-Barr como una versión del virus de herpes genitalia. Los aquejados de Epstein-Barr sienten una fatiga excesiva y se tornan físicamente debilitados. Tales síntomas indican en realidad un estado de agotamiento general que proporciona el medio idóneo para que irrumpa el virus. Mi opinión es que los organismos como los virus, las bacterias u otros microbios no causan enfermedades. Son la consecuencia de condiciones alteradas en el interior del cuerpo que brindan el entorno necesario para el desarrollo de esos organismos. En los individuos a los que se había diagnosticado un virus de Epstein-Barr que he visitado, he constatado con bastante claridad que sus situaciones de vida, en el momento en que se declaró la enfermedad, habían sido un tanto abrumadoras. En un caso concreto, un joven entregó tanto de sí mismo en una relación que quedó desprovisto de energía por completo, haciéndose vulnerable a la infección a través de la debilitación de su sistema inmunológico. En otra situación, una mujer joven llevó su resistencia hasta el límite vaciándose en su trabajo para promocionar y subir un peldaño en el escalafón de la compañía. Estas dos personas me enseñaron mucho sobre lo que yo podía ofrecer como pasos terapéuticos prácticos para ayudar a combatir esta afección.

El dibujo adjunto es obra de uno de mis pacientes que trató de reproducir su virus de Epstein-Barr. Representó a los invasores siendo atacados por un ejército de «chicos buenos» en forma de glóbulos blancos que parecían pirañas voraces. Algunas células llevaban la etiqueta BHT, un producto químico que estaba tomando para contribuir a la lucha contra el virus. Inmediatamente después de concluir el dibujo, el hombre experimentó una sensación de bienestar físico y emocional. Cada vez que contemplaba su obra durante las semanas siguientes, experimentaba la misma sensación de bienestar. Le aconsejé que colocara el dibujo en un sitio donde pudiera verlo a menudo, para que sirviera como recordatorio de su intención de destruir a los invasores por medio

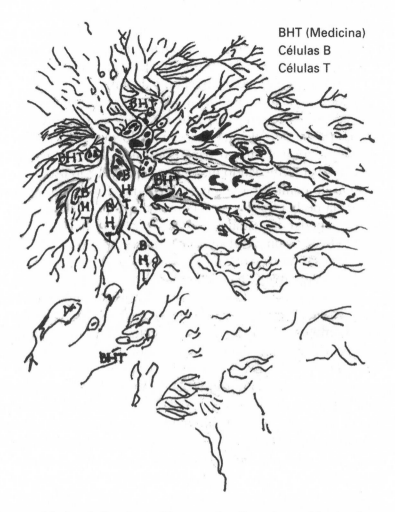

BHT (Medicina)
Células B
Células T

de su «ejército defensivo». En esencia, él está restableciendo su integridad. Este procedimiento de emplear un recordatorio externo para estimular una respuesta interna fue un tratamiento característico en la medicina occidental durante un millar o más de años. Luego sería abandonada durante los últimos tres siglos, pero en la actualidad está regresando a la corriente principal a través del campo del biofeedback.

El dibujo es la expresión externa de lo que ha estado aconteciendo en el interior. Una vez que se ha representado fuera, puede utilizarse para estimular el proceso interno de un modo distinto, enviando un nuevo mensaje al ente interior. Esta relación recíproca forma una modalidad especial de sistema de reacción, que ayuda a su vez a promover la función curativa de la visualización, que recuerda a los pacientes su intención de curarse a sí mismos.

Con independencia de si usted padece un problema que se manifiesta física o emocionalmente, o de ambas maneras, y con independencia de si sabe dibujar (su destreza artística es irrelevante del todo), *observe* el aspecto de su dolencia y represéntela. No importa lo ridículo que le parezca lo que vea; ¡dibújelo! Después, sobre ese mismo papel, destruya, aprese, encierre o contenga su enfermedad lo mejor que sepa, y luego úselo con la *intención* de combatir y curar su trastorno. El hecho de tomar conciencia de la eficacia de este método le abrirá los ojos a la fuerza y el poder de la imaginación.

A modo de resumen, el sistema funciona para:

1. Expresar fuera lo que hay dentro.
2. Rehacer lo que se ha hecho fuera.
3. Usar el exterior para recordar al interior su cometido.

La actividad interna nos aporta una sensación de bienestar que nos impulsa a utilizar la forma exterior de nuevo para la transmisión de instrucciones al interior. Estas instrucciones adoptan la forma de imágenes (dibujos) en lugar de palabras.

Una joven afectada por el virus de Epstein-Barr diseñó una serie de poderosos ejercicios visualizadores, que yo he incorporado junto con visualización orientada a contribuir a la estimulación de la función inmunológica. Ofrezco aquí uno de los ejercicios que ella desarrolló, y que se ha mostrado muy eficaz contra cualquier virus, como el de Epstein-Barr, que debilite el sistema inmunológico.

El caballo de polo

Cierre los ojos, exhale tres veces e introdúzcase en su propio cuerpo. Imagínese a sí mismo tocando una flauta mientras monta sobre un caballo de polo y lleva un mazo de polo en la silla. Atraiga a los virus fuera de los tejidos con su música, y acto seguido mátelos con el mazo. Luego abra los ojos.

5. Ejercicios para la salud

En este capítulo figuran varios ejercicios que le ayudarán a mantener o mejorar su salud y bienestar general. No van dirigidos a dolencias específicas, sino más bien a los procesos por los cuales todos podemos gozar de una mejor salud de la que tenemos habitualmente.

AUTORRENOVACIÓN

Nombre: **Rejuvenecimiento**
Intención: Reanimarse, darse una sensación de renovación.
Frecuencia: Una vez por semana durante tres semanas, de 30 segundos a 1 minuto para cada ejercicio.

Cuando se sienta abatido y necesite un tónico para reanimarse, o bien requiera un rejuvenecimiento o una sensación de renovación, pruebe los ejercicios siguientes.

Rejuvenecimiento

1. Cierre los ojos. Exhale una vez. Use una pala para desenterrar emociones con la finalidad de encontrar algo oculto. Guarde lo que encuentre para usted. Luego abra los ojos.
2. Cierre los ojos. Exhale una vez. Desactive una bomba activada. Después abra los ojos.

3. Cierre los ojos. Exhale una vez. Vea un animal aproximándose a usted por una pendiente. Luego abra los ojos.

4. Cierre los ojos. Exhale una vez. Reúna caballos salvajes dentro de un corral. Cuando termine, abra los ojos.

5. Cierre los ojos. Exhale una vez. Sea alguien a través de otra persona. Después abra los ojos.

6. Cierre los ojos. Exhale una vez. Usted está envuelto en vendajes hasta la altura del cuello. ¿Cómo se siente? Desenrolle las vendas y haga una bola con ellas. Finalmente, abra los ojos.

7. Cierre los ojos. Exhale una vez. Diríjase caminando hacia atrás hasta una piel de pantera o leopardo. Observe y sienta lo que ocurre. Luego abra los ojos.

BIENESTAR GENERAL

Nombre: **El chándal rojo**
Intención: Mantener la salud general.
Frecuencia: Una vez diaria, durante 2 minutos, todos los días.

Una manera simple de provocar cambios fisiológicos a través de la visualización consiste en el llamado «jogging imaginativo», un acompañamiento natural de un programa de ejercicio físico que puede mejorar su efectividad. Incluso para aquellos que no hacen ejercicio, o que lo encuentran aburrido, el jogging imaginativo puede resultarles beneficioso. Recientemente se ha efectuado un estudio en un hospital canadiense, donde los pacientes sometidos a rehabilitación de un ataque cardíaco fueron divididos en dos grupos. A un grupo se le asignó un programa de ejercicio físico típico; al otro grupo se le pidió que realizara el mismo programa con la imaginación en lugar de físicamente. Cuando se comparó el ritmo de recuperación de ambos grupos, se comprobó que los individuos sometidos a visualización se habían restablecido con mucha mayor rapidez.

El chándal rojo

Cierre los ojos. Exhale tres veces y obsérvese a sí mismo poniéndose un chándal rojo y unas zapatillas también rojas. Véase salir de su casa o apartamento en dirección a un parque. Entre en el parque y empiece a correr por su perímetro en el sentido de las agujas de un reloj, tomando conciencia de todo lo que ve. Sea consciente de todo aquello que perciba y sienta, del viento pasando por su lado. Fíjese en sus pasos y en su respiración. Mire los árboles, el césped y el cielo. Complete el recorrido volviendo al mismo punto en el que empezó. Salga del parque y regrese andando a su casa. Quítese la ropa deportiva, tome una ducha, séquese y obsérvese a sí mismo poniéndose la ropa que va a llevar durante el resto de la jornada. Por último, abra los ojos.

CHEQUEO PSICOSOMÁTICO

Nombres: **El lago de la salud** y **El campamento de la salud**
Intención: Comprobar su estado de salud.
Frecuencia: Cuando sea necesario, una vez durante un máximo de 3 minutos.

Si, además de visitar a su médico, usted desea efectuar alguna revisión periódica de su estado de salud, le propongo seguidamente dos ejercicios visualizadores que le facilitarán la información que requiere. El axioma que conserva su verdad en el mundo de la visualización sostiene que la imagen no miente. Ser receptivo a esta verdad puede resultar inmensamente útil en el desarrollo de la confianza en sí mismo, y será especialmente beneficioso en el asesoramiento sobre su condición personal.

Un fenómeno visualizador que puede revelar algún problema inminente reside en los sueños nocturnos. En ellos, debería usted prestar atención a la presencia de colores individuales y vivos. Un azul, rojo, verde, anaranjado o amarillo chillones pueden presagiar, respectivamente, alguna dificultad tiroidea, vascular, biliar, hepática o renal. Yo le sugeriría que recurra a un chequeo médico cuando ocurra esto. La única excepción que he encontrado es la presencia del rojo en un sueño nocturno durante la menstruación. Se trata de un acompañamiento normal en el plano onírico del fenómeno biológico del período menstrual femenino.

El lago de la salud

Cierre los ojos. Exhale tres veces e imagine que está en los Andes, en un lago a más de cinco mil metros de altitud. Diga al lago que desea conocer el estado de su salud, y que quiere que él le revele la condición externa e interna de su cuerpo. Mire entonces las aguas tranquilas y cristalinas y contémplese a sí mismo por dentro y por fuera. (Si está usted sano, observará de forma característica un color dorado, un rosado puro, un azul o un verde. Si está enfermo, un gris, negro, o un rosa azulado aparecerán en el lugar donde anida el trastorno.) Después, abra los ojos.

El campamento de la salud

Cierre los ojos. Exhale tres veces e imagínese que es un general fuera de su tienda, a la entrada del campamento de su cuerpo. Su corneta se halla a su lado. Usted tiene un gran estandarte dorado ondeando en la brisa en lo más alto de su tienda. En todos los puntos importantes del campamento de su cuerpo hay otras tiendas con estandartes ondeando y cornetas apostados junto a ellas. Ordene a su corneta que toque el instrumento y escuche a todos los cornetas de cada tienda responder a su llamada. Vea los estandartes flameando al mismo tiempo y observe sus colores. A continuación abra los ojos. Si percibe algún sonido discordante, o un estandarte no ondea, o muestra un color negro o gris, está ocurriendo algún cambio que presagia algún trastorno o enfermedad. En tal caso, sería aconsejable que consultara con su médico.

DARSE UN NUEVO INICIO

Nombre: **Renacimiento egipcio**
Intención: Darse un nuevo inicio, una perspectiva esperanzadora para el futuro, un sentido de finalidad y significado.
Frecuencia: Una vez, durante 5 a 10 minutos. Este ejercicio se realiza tan sólo una vez cada dos años.

Éste es un ejercicio para la salud general –salud en el sentido de integridad– que le permitirá darse un planteamiento nuevo. A veces, la vida puede resultar rutinaria o aburrida, o bien ya no nos sentimos inspirados ni satisfechos por lo que estamos haciendo. Este ejercicio le ayudará a crearse nuevas posibilidades por sí mismo.

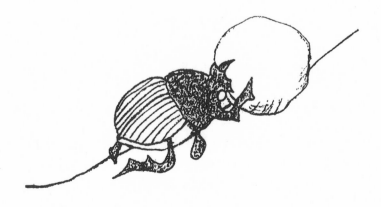

Renacimiento egipcio

Cierre los ojos. Exhale una vez e imagine que es un escarabajo pelotero que reside bajo tierra, en la base de una raíz, y toma su alimento de ésta. Recoja semillas de la tierra circundante. Tome un trozo de raíz y haga una bola, utilizando tierra y saliva para que la bola no se disgregue. Empiece a empujar la pelota con sus patas delanteras hacia arriba y adelante como se muestra en el dibujo, hasta alcanzar la superficie del suelo. Busque un lugar blando y, presionando la bola bajo su abdomen, use las patas delanteras para practicar un agujero en la corteza, y salga a la superficie. Permanezca allí unos instantes, respirando ahora como una criatura externa y ya no como una interna. Sienta como se dilatan el pecho y los pulmones, y observe el caparazón (la cáscara dura equivalente a su espalda) adoptando una posición recta y alargada mientras se estira sobre las patas traseras. A continuación, sienta el interior blando de su cuerpo de escarabajo moviéndose de una forma flexible dentro de la rígida estructura de la columna vertebral, recta y resplandeciente. Luego, empleando sus ojos compuestos, que puede girar en todas direcciones, observe un río justo detrás de usted y una montaña delante.

Tiene que subir la montaña y empujar la bola ante sí, usando para ello las patas delanteras, los hombros y la espalda inferior. La bola tiene ahora hierba adherida, de manera que aumenta cada vez más de tamaño delante de usted, hasta que ya no puede ver por dónde va. La pelota se hace también cada vez más pesada mientras usted va subiendo. Asegúrese de no perder la bola, o de lo contrario tendría que recuperarla y empezar de nuevo. Cuando alcance la cima de la montaña atisbe, a lo

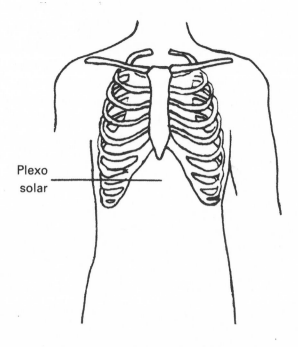

Plexo
solar

lejos, el objetivo o meta que le interesa. Entonces
eche a rodar la pelota por el declive de la montaña,
y observe como impacta de pleno en el objetivo y
estalla, mientras que todas las semillas que conte-
nía se dispersan por las inmediaciones. Sepa que
esas semillas deben posarse en la tierra y echar raíces. Luego póngase derecho como un ser humano,
a la vez que comprueba como su espalda se pone
muy recta

Empezando desde la vértebra inferior, tóquelas
todas, una a una, para constatar si están en su lugar.
Si no lo están, retire el fino tejido que las rodea,
limpie y estire las vértebras, y colóquelas en su sitio. Suba por las vértebras cervicales, deteniéndose
ahora en el atlas (la segunda vértebra cervical responsable de la rotación del cuello) y ajústelo de
manera que pueda volver la cabeza por completo
alrededor del atlas (véase el diagrama de la pág.
116). Vaya ahora al axis (la primera vértebra cervi-

cal, encargada de permitir el movimiento de la cabeza adelante y atrás), y ajústelo de forma que pueda inclinar la cabeza adelante por completo hasta que la barbilla toque el pecho. Seguidamente, repare en que está volviéndose, o se ha vuelto ya, muy alto.

Su cabeza está completamente recta, y su papada (si tiene) se ha hecho lisa. Sienta cada miembro y articulación moviéndose con libertad, empezando por los dedos de los pies, siguiendo por los huesos de los pies, el tobillo, la rodilla, los tendones que se extienden detrás de la rodilla, hasta la pelvis y los huesos de la cadera, y note como rotan. Sienta los tendones estirándose a lo largo de la columna vertebral. Extienda ahora todo su cuerpo hacia el sol y tome un trozo de éste en sus manos. Mientras se alarga para alcanzar el sol, perciba sus manos y brazos estirándose, y piense que esas manos son sus antenas. Queme con el trozo de sol la grasa del abdomen (si la hay) y dése un masaje en la espalda. Queme después la grasa de la papada (si existe). Caliente el resto del cuerpo con él. Coloque el pedazo de sol en su plexo solar (unos tres centímetros por debajo del extremo inferior del esternón), dándole calor, y el plexo transmite ese calor al resto del cuerpo. Lávese las manos en el sol, y seguidamente devuélvalo a su lugar.

Mire luego el sitio donde se ubica su objetivo y compruebe como han crecido allí árboles y otro tipo de vegetación. Sepa que todo ha fructificado en ese lugar, y admire su exuberancia. Descienda ligeramente por el flanco de la montaña hasta el pie, corra hacia el río y sáltelo a un espacio amplio, limpio y radiante. Permanezca allí unos instantes y disfrute del sitio. Regrese ahora al río y báñese en él, consciente de que todo está en orden. Tome un breve baño. Luego abra los ojos *físicamente* y contemple el río, el claro, la montaña y los árboles, con flores y frutos. Observe sus ojos, que han perdido la tristeza y presentan un aspecto nuevo. Sepa que lo que desea cumplir estará terminado en dos años.

ENTERRAR EL PASADO
(Véase también **Lavado** y **Revisar el pasado**)

Nombre: **Enterrar el pasado**
Intención: Eliminar la influencia del pasado.
Frecuencia: Una vez al día, de 3 a 5 minutos, durante tres semanas.

Muchas personas comprueban que no pueden librarse del pasado. Tal vez se sientan obsesionadas, atrapadas, arrepentidas o atrapadas por él. La intrusión del pasado nos impide funcionar de una forma productiva. Darle vueltas constantemente no cambia la situación, sino que lo único que conseguimos con ello es experimentar más dolor. El ejercicio que sigue, llamado oportunamente **Enterrar el pasado**, puede contribuir al alivio de parte de esa tensión y ayudar a archivarlo.

Enterrar el pasado

Cierre los ojos. Exhale tres veces. Usted está andando por un camino campestre. El sendero se halla sembrado de rocas, que usted retira para hacerlo transitable. Al final del camino encuentra un árbol. Siéntese junto a él. Recoja una hoja del suelo y escriba en ella todo lo que le ha dolido de su pasado, todos los reproches y obstáculos del pasado que le inhiben para seguir adelante. Utilice la savia de la hoja como tinta para escribir. Luego cave un hoyo, consciente de que se dispone a enterrar la hoja y que el pasado, aunque enterrado, está vivo aún pero acabará por desintegrarse. Indique cuándo desea que se desintegre el pasado anotando la fecha sobre la hoja. Introduzca a continuación la hoja en el agujero, cúbralo de tierra, y regrese en seguida al punto de partida, reparando en si hay algo distinto en el camino. Por último, abra los ojos.

LAVADO

Nombre: **El jardín del edén**
Intención: Prepararse para la vida cotidiana de una forma positiva.
Frecuencia: Todos los días, a primera hora de la mañana, durante un máximo de 3 minutos.

Este ejercicio de lavado es una forma excelente de comenzar el día. Le pone de buen humor, y levanta además el nivel de su sistema inmunológico. Yo pido a menudo a mis pacientes que limpien también físicamente: que limpien el desorden de su casa con regularidad, con la intención de que se laven interiormente al mismo tiempo.

El jardín del edén

Cierre los ojos. Exhale tres veces, e imagine que abandona su casa y sale a la calle (quienes tengan la opción de bajar una escalera deberían hacerlo así). Deje la calle y véase a sí mismo descender a un valle, prado o jardín, y dirigirse al centro. Allí encuentra un plumero para el polvo, un cepillo de la ropa o un rastrillo (según su preferencia, o el grado de limpieza que necesite). Límpiese rápida y concienzudamente con este objeto de pies a cabeza, incluidas sus extremidades. Constate su aspecto y sus sensaciones, sabedor de que ha eliminado todas las células muertas del exterior de su cuerpo y toda la tristeza y confusión del interior.

Deje la herramienta y perciba a su derecha el rumor de un arroyo. Vaya hasta allí y arrodíllese en la orilla. Tome un poco de agua fresca, limpia y cristalina, en sus manos, dispuestas en forma de cuenco, y échesela a la cara, consciente de que está limpiando todas las impurezas del exterior de su cuerpo. Luego tome otro poco de agua fresca, limpia y cristalina en sus manos y bébala muy despacio, sabiendo que está limpiando todas las impurezas que anidan dentro de su cuerpo. Siéntase refrescado, vigorizado y más despierto.

Aléjese del arroyo y busque un árbol en el límite de un prado. Siéntese bajo el árbol, que tiene ramas colgando con hojas verdes. Luego, con la espalda recostada sobre el tronco, aspire el oxígeno puro que desprenden las hojas, junto con el oxígeno en forma de luz azuldorada del sol y el cielo que se filtra por entre la copa del árbol. Exhale dióxido de carbono en forma de humo gris, que las hojas asimilan y convierten en oxígeno. Éste es emitido por las hojas y desciende por el tronco, hasta entrar en su cuerpo a través de los poros de la piel. Usted completa así un ciclo respiratorio con el árbol, y respira al unísono con él. Deje que los dedos de manos y pies se hundan en la tierra, como raíces, y aspiren su energía. Permanezca allí durante un largo rato, asimilando lo que necesita. Cuando termine, póngase de pie y repare en su aspecto y sus sensaciones.

Guárdese la imagen y los sentimientos para sí mientras abandona el jardín y regresa a su calle. Entre en su casa por donde salió, y vuelva a su silla. Después, exhale y abra los ojos.

RELAJACIÓN

Nombre: **Luz azul beneficiosa**
Intención: Adquirir una relajación interna.
Frecuencia: Cuando sea necesario, durante 1 a 3 minutos.

Este ejercicio es para las ocasiones en que el ejercicio de exhalación no basta para propiciar una relajación interna, o en general para cuando sienta la necesidad de relajarse.

Luz azul beneficiosa

Cierre los ojos. Exhale tres veces y observe como el oxígeno que inhala llega en forma de una luz azuldorada compuesta por una mezcla de cielo azul y sol radiante, y el dióxido de carbono que exhala sale en forma de humo gris, como el humo de un cigarrillo que es arrastrado por el aire y se disipa. Vea que la luz adopta una tonalidad azul clara cuando entra en su cuerpo, sale de su corazón y viaja de un modo pausado, suave y regular a través de las arterias y capilares. Tome conciencia de que a medida que la luz recorre su organismo, usted se va relajando. Cuando haya circulado por la totalidad de su cuerpo, abra los ojos.

REVISAR EL PASADO

Nombre: **Revisar el pasado, partes 1 y 2**
Intención: Eliminar la influencia del pasado.
Frecuencia: Una vez al día, durante 7 minutos para cada parte, en un ciclo de 21 días.

Este ejercicio de visualización brinda una manera poderosa de desterrar influencias y dramas pretéritos en la vida. Se efectúa en dos partes. La primera corrige la influencia del mundo externo en usted desde la infancia hasta ahora, identificada en acontecimientos y lugares. La segunda corrige sus propias influencias internas en la vida desde las fases tempranas de la niñez hasta ahora, reconocidas como defectos y errores. Resulta bastante eficaz el hecho de borrar creencias y experiencias persistentes y negativas.

Con la corrección de acontecimientos, lugares, defectos y errores, me refiero a corregir su actitud o sus opiniones respecto a la experiencia, o bien a rectificar la experiencia en sí. Usted puede considerar hechos pretéritos como creencias que ha conservado activas en la memoria. A través del ejercicio que le propongo, podrá eliminar las consecuencias de esos hechos mediante un cambio de actitud o creencias al respecto o a partir de un lavado de las mismas. Entonces creará por su cuenta nuevas opiniones, viviendo los sucesos corregidos con un pasado distinto y un presente nuevo. En cuanto las nuevas creencias ocupen el lugar que les corresponde, se expresarán en forma de experiencias nuevas en su vida.

Revisar el pasado, partes 1 y 2

Cierre los ojos y exhale tres veces. Delante de un espejo, presencie, sienta, conozca y viva en orden cronológico todos los lugares o sucesos turbadores *significativos* de su vida que pueda recordar desde la temprana niñez hasta el momento presente. En cuanto termine, mantenga los ojos cerrados. Exhale una vez y, mirando al espejo, vea, sienta, experimente, identifique y viva corrigiendo esos acontecimientos y lugares turbadores en orden cronológico *inverso*, empezando desde el presente y remontándose hasta las primeras etapas de la infancia. Para hechos y/o lugares imposibles de corregir, imagínese a sí mismo arrastrándolos hacia el lado izquierdo del espejo con una manguera de bombero. Mantenga los ojos cerrados. Exhale otra vez y, delante del espejo, vea, sienta, experimente, identifique y viva de nuevo esos acontecimientos y sitios, ahora corregidos, con un pasado distinto y un nuevo presente. Plantéese en cómo será usted al cabo de uno, dos y cinco años a partir de ahora. Cuando haya concluido, abra los ojos.

Después, recurra *exactamente al mismo procedimiento* para la parte 2. En esta ocasión, en vez de considerar sucesos y lugares turbadores, se trata de presenciar, sentir, experimentar, conocer y vivir los defectos y errores significativos en su vida. En cuanto haya terminado con esta parte, abra los ojos.

6. Ocho consejos para desarrollar su propia visualización

Cuando empiece a trabajar con visualización, no tardará en sentirse familiarizado con ella y comenzará a servirse de imágenes propias. Hasta este punto, le he brindado modelos de ejercicios. Ahora, para ayudarle a diseñar sus propios ejercicios, le daré ocho recomendaciones que le resultarán prácticas para hacer de la visualización una herramienta eficaz.

1. El primer consejo es que empiece siempre por su punto conflictivo. Sea cual fuere el problema inmediato, de naturaleza física o mental, afróntelo.

Uno de mis pacientes sufría de un pánico y miedo a la oscuridad tales que, para él, permanecer despierto con la luz encendida era el único remedio factible. Describiré seguidamente el ejercicio que le recomendé. La intención, por supuesto, es dormir tranquilo.

Ejercicio de la puesta de sol

Llegada la hora de acostarse, encienda todas las luces del dormitorio, siéntese erguido en una silla con los ojos cerrados, exhale tres veces e imagine que se encuentra en medio de un prado. Es muy oscuro, pero usted sabe que el sol no tardará en salir. Contemple como desaparece la oscuridad y apunta el alba, para dar paso a un día soleado y radiante. De pronto, usted toma conciencia de una llovizna de sol que le baña de la cabeza a los pies, tranquilizadora y relajante mientras cae. Luego la llovizna de sol cesa, e imagínese a sí mismo tendido en el prado, con la cabeza recostada sobre el mullido césped. Contemple el cielo azul y despejado. Vea el sol alto en el cielo, y acto seguido empieza a descender. Observe como se oculta detrás del horizonte, y sepa que después de esto usted podrá retirarse a dormir. En cuanto termine, abra los ojos, apague las luces y métase en la cama.

Como puede ver, yo enfoqué este ejercicio con la exposición al temor inmediato, en este caso a la oscuridad. También en la actividad visualizadora, empezamos siempre por la realidad que la persona afectada experimenta; en este caso, la realidad del insomnio.

Para una persona que siente miedo a volar, recomiendo este ejercicio:

Vuelo libre

Cierre los ojos. Exhale tres veces. Cálmese y relájese, e imagine que está en un prado. Quédese allí y sienta una ligera brisa soplando sobre usted. Escuche los trinos de los pájaros. Contemple un cielo despejado y el sol sobre su cabeza. Una vez que se haya relajado, véase a sí mismo subiendo a bordo de un avión, equipado con una indumentaria protectora de su propia elección. Tome asiento en el avión y complete el vuelo vestido con su equipo protector, consciente de que nada puede hacerle daño. Vea, note y sienta su ser, ahora invulnerable. Ocupe el asiento del piloto o el copiloto y maneje la nave. Perciba sus emociones y sensaciones en el transcurso del viaje. Luego aterrice con suavidad, descienda del aparato, plante los pies en el suelo y quítese el dispositivo protector. Exhale despacio

una vez, guardando para sí todo lo que ha sido positivo durante el vuelo. Por último, abra los ojos.

También aquí hemos empezado por el aspecto conflictivo, el problema inmediato. Este procedimiento es aplicable a cualquier dolencia, incluso una tan severa como el cáncer. En cierta ocasión, pedí a una paciente mía que visualizara su cáncer. Vio dos monstruos emergiendo de una cueva. Yo le sugerí que usara cualquier arma que necesitara para protegerse y derrotar a los monstruos.

Otra manera de empezar por el problema –un dolor de oído, pongamos por caso– consiste simplemente en acceder al interior del cuerpo por el punto donde siente el dolor y perciba cualquier imagen que se le presente. A continuación, haga lo que necesite para curar su herida.

2. El segundo consejo es que *cualquier imagen que encuentre es válida para usted*. No efectúe juicio alguno sobre el tipo de imágenes que acudan, ni considere si tienen algún sentido o merecen la pena, y no trate de interpretarlas ni buscarles un significado.

Encontrará a menudo imágenes útiles que proceden del modo como usted habla de sus problemas o de sus sueños nocturnos. Prestar atención a estas áreas puede generar muchas clases de imágenes aprovechables. Una mujer deprimida, por ejemplo, dijo cuando describía su estado de ánimo: «Me siento como si estuviera en el fondo de un pozo». Con la palabra-imagen «pozo», facilitó una imagen de la cual servirse para salir de su condición.

3. La tercera recomendación es que usted debería *confiar en que podrá sacar partido a su imagen*. Por ejemplo, si fuera usted como la mujer que se sentía como en el fondo de un pozo, desearía salir de éste ascendiendo por una escalera de cuerda que podría encontrar allí, reconociendo que, a medida que sube, su estado de ánimo mejora también. Recuerde que cualquier cosa puede ocurrir en la imaginación, lo que convierte el hecho de encontrar la escalera bastante probable. Usted puede llevar consigo los medios necesarios para beneficiarse de la actividad visualizadora.

4. El cuarto consejo se refiere a los efectos que las molestias tienen sobre los ritmos del cuerpo. Cuando estamos enfermos, nuestros ritmos corporales se vuelven demasiado rápidos o demasiado lentos. Así, por ejemplo, una tiroides defectuosa puede ser hiperactiva o hipoactiva. La persona aquejada de una tiroides hipoactiva se vuelve demasiado gorda y/o demasiado soñolienta. Los afectados por una tiroides hiperactiva adelgazan en exceso y son propensos al insomnio. El cáncer ofrece otro ejemplo: tiene lugar una aceleración del ritmo del órgano afectado, y sus células se multiplican a una velocidad increíble.

En la práctica de la visualización, usted debe tener presentes los ritmos de su trastorno. La norma general consiste en *usar lo contrario de lo que tenga*. Si sufre una condición «demasiado rápida» como el estrés, taquicardia o ansiedad, recurra a una visualización tranquilizadora para reducir la marcha del sistema. Si su problema es una condición «demasiado lenta» como la fatiga, determinados tipos de depresión, o cálculos en la vesícula biliar o los riñones, emplee imágenes rápidas. ¿Cómo sabrá si su afección es demasiado rápida o demasiado lenta? No tiene más que dirigir su atención a su dolencia por unos instantes. Percibirá entonces el ritmo de su cuerpo y sabrá si es rápido o lento. Puede discutirlo también con su médico.

Piense de nuevo en la mujer que se imaginaba en el fondo de un pozo. Estaba deprimida (una condición lenta) y necesitaba subir, lo cual debía hacerse con rapidez. Por otra parte, si usted tiene un ritmo cardíaco veloz, podría imaginar su corazón como una lancha de motor fueraborda desplazándose sobre el agua en un día soleado. Podría entonces parar el motor –aplicar lo contrario de lo que tiene– para ver y sentir la lancha a la deriva en un curso de agua sin viento, consciente de que el corazón está aminorando su marcha.

5. El quinto consejo para el empleo de la visualización es que *usted puede aplicar una aproximación paradójica al problema con el que está trabajando.*

Este aspecto no resulta tan claro como los demás, soy consciente de ello. Una aproximación paradójica significa aplicar aquello que en apariencia tiene menos sentido en una situación dada, algo que no obedece a su visión lógica de las cosas. Por ejemplo, cuando usted padece algún dolor, es comprensible que desee volver la espalda y alejarse de él. La paradoja aquí consiste en hacer justamente lo contrario. Únase al dolor, sea el dolor, ofrezca su mano al dolor. Este paso aparentemente ilógico puede brindarle un control sobre el dolor porque el acto de unirse a él –sin atribuirle epítetos como «espantoso», «atroz» o «insoportable»– puede hacerlo casi impotente.

Esto es así, según creo, porque todos los modos de experimentación de sensaciones, emociones, imágenes o palabras son *formas de pensamiento*. Sea cual fuere la manera como procese su experiencia, usted se halla en medio de una forma. Cuando identifica su dolor, pongamos por caso, usted accede de hecho a una forma de pensamiento. Algunas personas pueden ver el dolor como una imagen; otras, en cambio, pueden percibirlo o sentirlo sin ninguna imagen acompañante. Sin embargo, el dolor asume siempre una forma cuando se entra en él. Esto es cierto para *todas* las experiencias, ya sean internas y subjetivas o externas y objetivas. Cuando usted acceda a una forma de pensamiento, constatará una transformación en la que emergerá una nueva forma creativa (una imagen, un sentimiento o una sensación) o desaparecerá la forma perturbadora. Y en cualquiera de estas dos respuestas, usted hallará alivio.

En resumen, cuando nos enfrentamos a algo perturbador o espantoso, tenemos tendencia a alejarnos de ello. La paradoja reside en afrontar la causa de nuestra inquietud, *volverse hacia ella, no alejarse*. Haga con esa causa lo que nunca antes había soñado hacer: *vaya hacia ella*. ¡Salúdela! ¡Déle la bienvenida! ¡Únase a ella!

6. La sexta recomendación se refiere a las guías internas que aparecen a veces durante la práctica de la visualización. Ninguno de los ejercicios que se describen en este libro requiere una guía interna, y usted puede obtener éxitos notables y resultados excelentes sin siquiera conocer una guía. No obstante, si encontrara una guía interna en el transcurso de su visualización, *no vacile, bajo ningún concepto, en usarla para su beneficio.*

Tal vez haya leído u oído algún comentario sobre las guías internas. Poseen una larga y destacada historia en la tradición espiritual occidental, en la que aparecen con forma de ángeles. Los ángeles han sido mencionados en los Testamentos Antiguo y Nuevo así como en el Corán. La angelología (el estudio de los ángeles) se cuenta en el judaísmo, el cristianismo y el islamismo. Las tres tradiciones sostienen que todo el mundo nace con un ángel guardián al que se puede recurrir simplemente llamándolo.

Las guías internas/ángeles guardianes acuden a usted bajo la forma en que esté preparado o capacitado para recibirlos. Pueden aparecer como animales, seres humanos, criaturas sobrenaturales, o bajo cualquier otro aspecto que su percepción acepte. En el esfuerzo por ayudarse a sí mismo, usted puede recurrir a la guía interna/ángel guardián para que le eche una mano. La llamada debe efectuarse en silencio e interiormente. No acudirán si no se les pide.

Este consejo encierra un corolario: *Si usted duda de la realidad de las guías internas/ángeles guardianes, resulta improbable que sea capaz de llamarles.* Su escepticismo se entrometerá en la capacidad para invocarles. Pero si está usted dispuesto a abandonar ese escepticismo e intentarlo, podría quedar sorprendido ante los resultados.

7. El séptimo consejo se refiere a la vinculación entre realidad imaginativa y realidad cotidiana. La clave es lo siguiente: *Sea lo que fuere lo que descubra por sí mismo, las respuestas que pueda encontrar, la información que reciba, procure sacarles las ventajas que necesita llevar a su realidad cotidiana como si se tratara de una experiencia vivida.* Usted necesita manifestar la creencia interna como una experiencia externa. Por ejemplo, un paciente descubrió una estancia en donde había una mesa surtida con toda clase de atractivas verduras y frutas. El hombre dedujo de esta experiencia que debía modificar su dieta. Entonces se hizo vegetariano, para beneficio de su salud.

Otra paciente dio con una piedra de amatista en el transcurso de su visualización. De manera que compró una y se la colgó del cuello. Observó entonces que su tendencia a tomar demasiado alcohol disminuía ostensiblemente. Algo más tarde descubrió que la amatista ha sido conocida en la ciencia médica como una gema útil para el control de la ingestión alcohólica.

Lo que usted encuentra en su actividad visualizadora son instrucciones gráficas que le revelan aquello que necesita. Su ser interior y consciente está allí, dispuesto para servirle. Utilícelo libremente: le beneficiará.

8. Una última recomendación que se me antoja esencial: *Por encima de todo, no se compare a sí mismo con nadie.* No tiene importancia alguna que usted se recupere más de prisa que otra persona que sufre un problema similar. Su única preocupación ha de residir en usted, en el restablecimiento de su propia salud.

Algunas personas consideran que la visualización constituye una forma de ensimismamiento, y la malinterpretan como una indulgencia en nuestras fantasías habituales. La salud individual está profundamente arraigada en unas relaciones humanas saludables. El trabajo de visualización, lejos de inducir al ensimismamiento, revela la importancia de las relaciones y le enseña cómo mantenerlas sin necesidad de sacrificarse por ellas o por los intereses o manipulaciones de otras personas.

Es más, una vez que inicie la actividad visualizadora, empezará inmediatamente a hacerse cargo de sí mismo.

Todo lo expuesto ha sido compendiado en la sabia fórmula del rabino Hillel, quien vivió en el siglo I:

Si yo no me ocupo de mí, ¿quién lo hará?
Si sólo me ocupo de mí, ¿qué soy?
Si no ahora, ¿cuándo?

7. Las creencias positivas de la visualización curativa

El trabajo de visualización puede ayudarnos a todos a estar más sanos. Puede aportarnos también una vida más intensa y plena de sentido. En este capítulo final, quisiera hablar del rico aporte de la visualización.

Un amigo mío estaba cambiando una bombilla. Cuando estaba sacando la vieja, se encontró con que no giraba fácilmente. Aplicó más presión, tanta que el cristal se rompió y le produjo cortes severos en la mano. Corrió al servicio de urgencias del hospital más próximo, donde necesitó cuatro puntos de sutura para cerrar la herida. En el transcurso de su examen, se le encontró una presión sanguínea elevada. Él se dio cuenta de que debía hacer algo para controlar esa presión. Este algo suponía la pérdida de 13 kilos y un cambio de dieta.

Cuento este caso para ilustrar dos factores importantes en relación con el proceso de la salud. El primero es que aquello que parece ser «malo» al principio puede arrojar algunos «buenos» resultados. El corte «malo» que se produjo mi amigo en la mano tuvo un «buen» resultado: el descubrimiento de su presión sanguínea alta, que sometió bajo control a partir de entonces.

El segundo factor es que para muchos de nosotros, la enfermedad nos alerta de la necesidad de efectuar alguna corrección en nuestro modo de vida. La enfermedad puede ser un don hasta cierto punto. Personalmente, considero que este don es de carácter espiritual, y procede como una demostración de amor por parte de Dios en la que tal vez debemos sufrir un poco para comprender el mensaje.

A menudo es el sufrimiento lo que, en un momento dado, nos impulsa a tomar medidas para realizar cambios en nuestra vida. Muchas personas no prestan atención al mensaje del sufrimiento y la experimentación de dolor de forma persistente. Otras buscan alivio a su sufrimiento sin aprender nada de la experiencia. Algunos buscan un remedio a cualquier precio, y se transforman en adictos a los fármacos o bien se someten a prácticas curativas cuestionables o sin escrúpulos, ya sean realizadas por alguien con formación médica o no. Yo creo que la perspectiva de que el sufrimiento es «malo» en sí perpetúa el sufrimiento, justamente aquello que tratamos de superar. Este punto de vista nos impide profundizar más en el tema.

Usted podría muy bien decir: «De acuerdo, lo que ha ocurrido me ha sido enviado con el objeto de que aprenda algo. Sin embargo, estoy confundido porque no logro figurarme qué es lo que debería aprender, y tampoco no me siento mejor que antes». No puedo estar más en desacuerdo con eso. La constatación de que nada es malo del todo supone un primer paso positivo en el camino del autoconocimiento. Una vez que establecemos la costumbre de reconocer que tenemos suerte de recibir desafíos a los que enfrentarnos, nuestra vida resulta mucho más rica. Mi experiencia como médico demuestra claramente que cuando este cambio de actitud tiene lugar, nos llegan respuestas, más bien de una forma espontánea, acerca del significado de una enfermedad y el sitio que ocupa en nuestra vida.

El punto esencial que deseo establecer aquí es que somos nosotros mismos quienes creamos la situación de sufrimiento por la que atravesamos. Cuando algo «va mal», eso es señal de que hemos olvidado este hecho, nos hemos olvidado de nosotros mismos. El siguiente paso consiste en acordarnos de nosotros y empezar a examinar las creencias que hemos creado.

Cuando le asalten creencias negativas, a menudo en forma de pensamientos y emociones negativos, acéptelas como un don y dé gracias por su aparición. *Sepa* que incluso una creencia negativa puede resultar una fuerza positiva en su vida. Es una expresión de energía vital. Equivale, de hecho, a mantenerle vivo. Se trata de una vía hacia la libertad..., la libertad respecto al riesgo de ser esclavizado por pensamientos y sentimientos negativos, y libertad para crear una vida completa y feliz. La creencia negativa es un recordatorio para que usemos la voluntad y la razón para dar con el buen camino. Supone siempre una señal de que nos hemos olvidado de nosotros mismos y que necesitamos regresar a nuestro centro.

Reza una vieja sentencia: «Busca y encontrarás». Es verdad.

El resto del refrán es igualmente cierto: «Pregunta y serás respondido. Llama y la puerta se te abrirá». Primero, admita el don de las creencias; segundo, pregunte qué puede hacer con este don; tercero, sepa que todo cuanto aprenda, podrá aplicarlo a su vida.

No pregunte por qué algo que parece negativo le ha ocurrido a usted. Cuanto más se plantee esta cuestión, mayor será su sufrimiento y más atado de manos se sentirá. Acabará por cargarse con más creencias que acarrear. Acepte lo sucedido como un hecho más en su historia personal. Usted *puede* cambiar su respuesta a las intrusiones del pasado en su vida presente. Siempre podrá alterar su *vinculación* con lo ocurrido mediante la creencia de una nueva creencia. La visualización puede ayudarle a ver los hechos desde un nuevo prisma; por ejemplo, mediante un ejercicio como **Revisar el pasado**, descrito en el capítulo 5. Si ha probado ya este ejercicio, quizá haya descubierto que la visualización le ha dado un sentido de esperanza y le ha proporcionado una nueva opción para reaccionar a un pasado condicionante.

Yo considero que las técnicas visualizadoras y el uso de la imaginación han llegado hasta el momento presente en la historia como reflejos de las necesidades de las personas contemporáneas en la vida contemporánea. Los dogmas y actitudes de la vida moderna parecen haber dejado en muchos de nosotros una sensación de impotencia e incapacidad para soportar las tensiones a las que estamos expuestos. Particularmente debilitador es lo que podríamos denominar «creencias de la conciencia de masas» de desastres mundiales inminentes como la guerra nuclear, el hambre y la extinción masiva. Resulta difícil abstraerse de tales creencias, sobre todo cuando hemos contribuido a ellas.

Yo contemplo todo esto desde mi perspectiva como médico y clínico que trabaja a diario con personas que padecen enfermedades como el cáncer y el SIDA. He realizado investigaciones en estos procesos patológicos y he descubierto, por ejemplo, que según las últimas estadísticas de la American Cancer Society, en 1988 se declararon en Estados Unidos 985.000 nuevos casos de cáncer, una cifra alarmante. Intervienen aquí factores ambientales de un gran peso específico. Considere, por ejemplo, que los estados más industrializados ostentan la mayor incidencia de cáncer per capita en el país. Opino que esta conexión no es ninguna coincidencia. Las tensiones ordinarias de abrirnos paso en nuestro mundo han sido contrapuestas por las tensiones originadas por la explotación del planeta, lo que ha conllevado la contaminación del suelo, el aire y el agua.

Usted y yo hemos participado en todos estos peligros ambientales. Emanan de la creencia masiva de que la producción industrial es necesaria para llevar una vida cómoda, que la producción industrial proporcionará el antídoto contra la escasez, que muchos de nosotros consideramos como el ladrón en la puerta trasera de nuestra vida. Puede que sea así, pero ¿a qué precio? No obstante, tal vez no sea así en absoluto.

El sistema inmunológico y la capa de ozono constituyen sistemas defensivos, el primero para el ser humano y el segundo para nuestro planeta, y ambos se ven seriamente amenazados en la actualidad. Las defensas de la tierra y de sus habitantes están siendo atacadas directamente. Algunos han llegado al extremo de afirmar que el SIDA es sólo el principio de la invasión de los retrovirus. (Los retrovirus atacan el sistema inmunológico de forma directa, un fenómeno que no había ocurrido nunca en los anales de la historia.)

Pero no debemos ceder a los pronósticos desesperanzadores. Yo creo que el uso de la imaginación figura entre un grupo de procedimientos que pueden aportar la conciencia y el recordatorio de sí mismo que capacitará y restituirá a las personas su estado natural de autonomía individual. Ésta es la base para una nueva forma de educación.

Los medios para curarnos a nosotros mismos y el planeta en que vivimos existen. El uso controlado de la imaginación supone uno de los más poderosos y fácilmente accesibles de estos medios. Lo que usted puede hacer por sí mismo y por nuestra vida común con una mente que es libre –una mente que nadie puede arrebatarle, ni siquiera si le sometieran a un cautiverio físico– es ilimitado.

En mi consulta, yo enseño a la gente cómo servirse de las herramientas que se han descrito en el presente libro. Nuestro trabajo tiende a progresar con rapidez, y la relación coste-beneficio para las personas que trabajan conmigo es asombrosamente baja. En cuanto mis pacientes han empezado a asumir la responsabilidad de sí mismos, ya no me necesitan, salvo para algún chequeo ocasional. Puedo afirmar con confianza que la aproximación terapéutica desarrollada en estas páginas pone en nuestras manos una herramienta que nos permite convertirnos en responsables y curanderos de nosotros mismos. Cuando esto ocurre, podemos otorgar al médico su verdadero papel: la de un recurso que nos ayuda en la tarea de restaurar nuestra salud.

Para mí está muy claro que la enfermedad y los estados emocionales negativos son reflejos de creencias negativas. La Naturaleza de la enfermedad parece ser física, mientras que la naturaleza de los estados emocionales parece ser mental. Pero ambos son reflejos, lo que significa que son, de hecho, nuestras propias creaciones mentales. Si usted puede aceptar esto, o cuando menos considerarlo, está en camino de convertirse en el autor de otro nuevo capítulo en su vida.

Mire a su alrededor y encontrará innumerables mensajes negativos que le bombardean, por no citar las constantes presiones de desinformación que le llegan de amigos, familiares y otras personas que pretenden, con la mejor intención del mundo, emitir juicios y dar consejos sin el beneficio de la experiencia, y actuar generalmente como sus responsables. ¡Las creencias de usted lo están generando! ¡Todo esto es su propia creación! El conocimiento de estas verdades le situará en el buen camino para erigirse en su único responsable.

Aquellas personas que se esfuerzan por quererse a sí mismas, desvictimizarse y extender esta perspectiva al universo constatan que éste responde. Es tan sólo cuestión de cambiar de creencias.

La sabiduría judeocristiana antigua nos dice que en cada momento de nuestra existencia nos enfrentamos a la elección entre la vida y la muerte. Elegir la vida equivale a todo lo que supone estar vivo. Cuando escogemos la vida a través de creencias positivas, nos aliamos con el ritmo, la armonía, la abundancia y la gracia del universo. No le quepa ninguna duda de esto. Es una promesa que se nos hizo desde el principio.

La visualización es un sistema de creencias positivas. Nos capacita para elegir la vida. Si le ofrecen una opción de curación y salvación como ésta, ¿por qué no la aprovecha?

Una gran sabia, con quien tuve el privilegio de compartir una íntima amistad, me dio una increíble lección antes de su muerte. Yo le había pedido que me explicara el sentido de la vida. Ella me dijo: «Imponer la propia ley en uno mismo». Como quiera que ella poseía el don de decir mucho con muy pocas palabras, le pregunté si podía extenderse en ese pensamiento. Accedió en seguida, y agregó con su concisión característica: «Convertirse en la autoridad de uno mismo». Para mí, esta frase fue una revelación y no tuve necesidad de que me dijera más. Para usted, añadiría: Deje que su problema personal sea el punto de partida desde el que hacerse cargo de su vida. Utilice la visualización para erigirse en su propia autoridad. Deje que sus creencias propicien su experiencia y diga *sí* a la vida.

Índice

4. Proyectos de curación:
Técnicas e imágenes efectivas para problemas
específicos 57

Otros títulos de la colección MASTERS/SALUD:

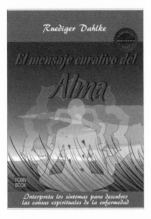

EL MENSAJE CURATIVO DEL ALMA
Ruediger Dahlke

Cómo interpretar los síntomas para descubrir las causas espirituales de la enfermedad.
Junto a detallados análisis de las más diversas enfermedades y su significado para el afectado, Dahlke se ocupa muy detalladamente de cómo tratar cada una de ellas. Así, el médico y psicoterapeuta describe en este libro una gran cantidad de cuadros patológicos concretos con el objetivo de ayudar al lector a leer e interpretar sus propios síntimas y establecer con posterioridad la relación con las causas espirituales de la enfermedad. Se trata de un libro irreemplazable, muy adecuado como obra de consulta y para le estudio profundo de la interrelación entre cuerpo y alma.

· Las enfermedades leves de la piel como los hongos o las verrugas.
· Cómo interpretar los síntomas de numerosos trastornos de la salud.
· Un estudio del cáncer desde sus vertientes fisiológica, cultural y social.
· Los problemas glandulares como el hiper y el hipotiroidismo.
· Las afecciones relacionadas con la columna vertebral, los vicios posturales, las escoliosis y las lesiones espinales.

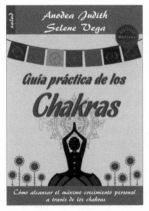

GUÍA PRÁCTICA DE LOS CHAKRAS
Anodea Judith y Selene Vega

La recuperación de la mente, el cuerpo y el espíritu a través de los chakras.
Un libro sumamente práctico que nos ofrece gran número de ejercicios físicos, técnicas de respiración, medtaciones, visualizaciones, ejercicios de autoexploración y autoconocimiento para equilibrar, restaurar el funcionamiento correcto de los chakras y descubrir cómo se manifiesta en todos los aspectos de nuestra vida cotidiana.
· Cómo aliviar algunos trastornos físicos, como el estreñimiento, la anorexia o las afecciones de garganta.
· Cómo lograr una perfecta correspondencia entre cada uno de los chakras principales.

· Cómo aprender a abrir y cerra los chakras, lograr un perfecto equilibrio entre los chakras superiores e inferiores y remover los bloqueos energéticos.
· De qué manera puede alcanzarse una sexualidad más plena e íntimamente relacionada con la emotividad.
· Qué alimentos, priedras preciosas o animales se relacionan con cada uno de los chakras principales.
· Cómo lograr un desarrollo armónico de las energías ascendentes y descendentes para alcanzar la plenitud funcional.

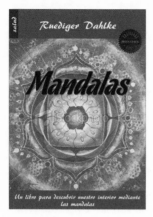

MANDALAS
Ruediger Dahlke

Un libro para descubrir nuestro interior mediante la meditación y el dibujo y coloreado de los distintos mandalas.
Mandala significa círculo y es el símbolo de lo infinito, lo eterno y lo divino que hay en el interior de todo ser humano. Esta obra constituye una guía práctica en la que, a través de ejercicios de meditación, iluminación y coloración, cada persona elabora sus propios mandalas, descubriendo así su particular camino hacia la pauta primordial de la existencia. Se trata, por tanto, de un libro que no habla sobre mandalas, sino que se expresa a través de ellos.

· Ejercicios para aumentar la capacidad de percibir la realidad oculta y subyacente a los mandalas.
· Potenciar y estimular nuestros resortes emocionales más íntimos: la intuición, la creatividad, la emotividad.
· Cómo reconocer la realidad esencial del mandala a través de las culturas y de las manifestaciones de la naturaleza.
· Conocer la historia y orígenes de los mandalas, integrándolos en nuestra existencia mediante ejercicios prácticos.
· Saber cómo conjugar las terapias occidentales con el pensamiento oriental.

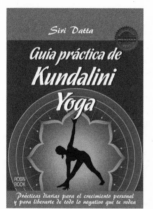

GUÍA PRÁCTICA DE KUNDALINI YOGA
Siri Datta

Prácticas diarias para el crecimiento personal y para liberarte de todo lo negativo que te rodea.
El kundalini yoga es una poderosa herramienta para enfrentarse al ritmo de vida moderno, superar las barreras personales y mantenerse en forma. Su éxito radica en la rapidez con la que se observan los beneficios de su práctica. Por eso, está especialmente recomendado para personas que tienen poco tiempo, debido a sus numerosas tareas y responsabilidades cotidianas. Un método sencillo y revolucionario, que combina las posturas y el dinamismo del yoga tradicional con diversas técnicas y meditaciones.

Este libro, ameno y riguroso, le introducirá, paso a paso, en la práctica del kundalini yoga. Contiene valiosos consejos de prestigiosos profesionales, como Yogui Bhajan, así como numerosos ejercicios, ilustrados con fotografías, que le proporcionarán una sólida base para entender y experimentar este sagrado arte. En poco tiempo, sus enseñanzas pueden ayudarle a:
· Eliminar las tensiones y el estrés.
· Potenciar la concentración y tomar las decisiones adecuadas.
· Recuperar la energía y mantenerse en forma.
· Combatir el asma, las adicciones, la depresión, la hipertensión o el insomnio.
· Cuidar su salud con un plan especial de belleza, alimentación y desintoxicación.

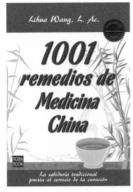

1001 REMEDIOS DE MEDICINA CHINA
Lihua Wang, L. Ac.

Más de 1.000 remedios de la medicina tradicional china; un tesoro de información diaria.

Acné, manchas en la piel, ansiedad, estrés, dolor de espalda, cataratas, colesterol alto, hipertensión, cólicos, estreñimiento, alopecia, piel seca, impotencia, úlceras, herpes, incontinencia urinaria... ¿Sufre alguna dolencia crónica? ¿La medicina alopática no consigue frenar su enfermedad? Con un lenguaje ameno, la autora ofrece los remedios de la medicina tradicional china que son fruto de la experiencia y el conocimiento acumulado durante siglos:

- La alimentación más adecuada para combatir el acné, la bronquitis, la alopecia, la hipertensión, el colesterol alto, las úlceras, etc.
- El ejercicio más saludable para combatir el estreñimiento, el dolor cervical, la ciática o la acidez.
- Los remedios caseros para evitar resacas, manchas en la piel o durezas.

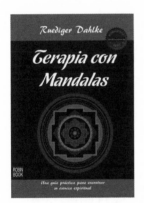

TERAPIA CON MANDALAS
Ruediger Dahlke

Descubra la sabiduría de los mandalas y su valor terapéutico en el camino de descubrimiento de la esencia vital

Tras el éxito de Mandalas (Robinbook), Ruediger Dahlke nos ofrece ahora cientos de otros mandalas del mundo moderno que halló en su investigación y que permanecían inéditos hasta hoy. Además, el autor ha querido divulgar las experiencias terapéuticas que fue adquiriendo en su estudio de los mandalas, algo que supone una novedad respecto al primer libro. Así, por un lado, propone la posibilidad de que el lector participe coloreando los dibujos del libro (algo común con su anterior obra) y, por otro, presenta una serie de ejercicios prácticos que conducen al lector a redescubrir su esencia interior.

- Descubra la presencia subyacente de los mandalas de la modernidad, tanto en el mundo de la cultura como en la naturaleza.
- Potencie su uso como psicoterapia natural.

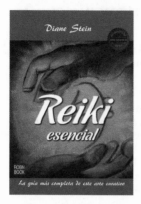

REIKI ESENCIAL
Diane Stein

El Reiki es un sistema de curación a través de la imposición de manos que, a pesar de su reciente popularidad, ha permanecido en secreto porque las escuelas tradicionales de Reiki consideran que los símbolos no deben divulgarse por su carácter sagrado.

Este libro es diferente a los ya publicados sobre el tema ya que su intención es desmitificar totalmente este antiguo método curativo y hacerlo asequible a muchas más personas para que puedan beneficiarse de esta técnica tan poderosa y efectiva.

- Cómo utilizar el método del primer grado para la autocuración y la sanación de otras personas y de grupos.
- Cómo utilizar el método del segundo grado para efectuar la curación a distancia.
- Cómo trabajar con la energía Ki.
- Cómo convertirse en maestro de Reiki y cuáles son los símbolos del tercer grado.

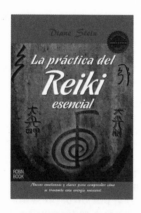

LA PRÁCTICA DEL REIKI ESENCIAL
Diane Stein

Para Diane Stein, Reiki es un poderoso arte curativo que en el pasado era una tradición secreta celosamente guardada. La autora de este libro se ha propuesto que cualquier persona que se inicie en esta tradición milenaria conozca todos sus secretos. Desde que empezó sus enseñanzas en 1990, Stein ha iniciado a miles de estudiantes en los tres grados de la sanación. A partir de este intenso trabajo ha desarrollado un completo método de preparación que abarca la totalidad de los fundamentos de este antiguo sistema. La práctica del Reiki esencial proporciona al alumno las herramientas necesarias, no sólo para iniciar la práctica de esta disciplina, sino también para establecerse en la misma y aumentar su eficacia. A lo largo de sus páginas Diane Stein nos habla, entre otros muchos aspectos, de:

- Cómo prepararse para ser sanador de Reiki.
- Cómo transmitir las sintonizaciones.
- Cómo trazar los símbolos Reiki.

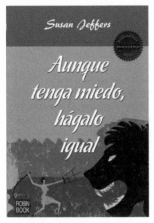

AUNQUE TENGA MIEDO, HÁGALO IGUAL
Susan Jeffers
Libérese del miedo que le atenaza

Cuando corremos un riesgo, cuando nos adentramos en territorios poco familiares o nos enfrentamos al mundo de una forma nueva, experimentamos miedo. Y, muy a menudo, ese miedo evita que progresemos en nuestra vida. Para que esto no suceda, lo mejor que podemos hacer es explorar los obstáculos que nos impiden vivir a nuestra manera, evitar elegir el camino más cómodo y aprender a identificar las «excusas» que nos hacen resistirnos a cualquier cambio. Las técnicas explicadas en este libro son auténticas herramientas de fácil aplicación y de gran eficacia para:

· Controlar la propia vida y vencer al miedo.
· Cambiar la forma de pensar y eliminar la ira y el resentimiento.
· Encontrar el trabajo deseado.
· Crear relaciones positivas con los demás.
· Afrontar las situaciones con fuerza y seguridad en sí mismo.

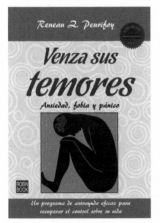

VENZA SUS TEMORES
Reneau Z. Peurifoy
Ansiedad, fobia y pánico

En esta nueva y magnífica edición, el autor, que demuestra su gran experiencia como psicólogo, amplía y profundiza su programa de ayuda, original y de probada eficacia, para tratar y superar en 15 pasos o lecciones los trastornos que causan esos cuatro jinetes del Apocalipsis del mundo desarrollado que son la ansiedad, la fobia, la agresividad y el estrés. Aprenda, paso a paso, a vencer síntomas, miedos y comportamientos como:

· las sensaciones de ahogo,
· las palpitaciones,
· los dolores en el pecho,
· la transpiración,
· el vértigo y los temblores incontrolados,
· el temor a estar seriamente enfermo o incluso a morir,
· el miedo a cometer acciones descontroladas,
· el retraimiento ante situaciones u objetos comunes y cotidianos,
· las compulsiones indeseadas e incontrolables.

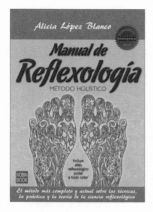

MANUAL DE REFLEXOLOGÍA
Alicia López Blanco

Un completísimo manual ilustrado teórico y práctico sobre la reflexología y su poder curativo desde la perspectiva de la medicina holística.
Bajo un sólido marco teórico, esta obra expone una exhaustiva y detallada descripción práctica de las formas de aplicación de las técnicas manuales, verbales y diagnósticas. También propone cómo desarrollar sesiones generales y específicas para tratar problemas puntuales, así como precisas indicaciones para realizar la lectura de los pies y una interpretación holística de los síntomas corporales que facilite la decodificación de los mensajes que emite el cuerpo a través de los desequilibrios.

· La filosofía del holismo y su desarrollo en la reflexología podal.
· Aproximación reflexológica a la anatomía humana.
· Interpretación holística de los distintos desórdenes y trastornos.
· Aplicación de las técnicas manuales, verbales y diagnósticas para la curación.
· Orientación para la realización de programas reflexológicos aplicados a problemas de salud concretos: sesiones generales y sesiones específicas.
· Cómo leer e interpretar el mensaje de los pies.

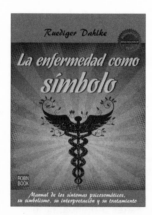

LA ENFERMEDAD COMO SÍMBOLO
Ruediger Dahlke

Por el autor de los *bestsellers* LA ENFERMEDAD COMO CAMINO y EL MENSAJE CURATIVO DEL ALMA.
Ruediger Dahlke concibe la enfermedad como un proceso lleno de sentido, como una vía del alma para trasladar a la conciencia los conflictos psíquicos no resueltos. Para ello es necesario conocer la interpretación simbólica de los síntomas de las enfermedades, es decir, descifrar el mensaje de la enfermedad. Este manual, que incluye unos 400 cuadros patológicos con más de 1.000 síntomas, brinda apoyo tanto al terapeuta como al lector que realiza un tratamiento médico o de autoayuda, y permite al usuario plantearse, bajo su propia responsabilidad, las tareas convenientes que le indica la enfermedad. De este modo es posible:
· Saber con qué áreas de nuestra conciencia se relacionan las diferentes regiones y órganos del cuerpo (vesícula, próstata, ovarios, columna vertebral, etc.)
· Conocer el significado asociado a los problemas que afectan a cada órgano o parte concreta del cuerpo.
· Encontrar una terapia o vía de solución adecuada, tanto en el plano físico como psíquico, para cada trastorno o dolencia.
· Conocer los significados últimos de todas las enfermedades y trastornos: desde la esclerosis múltiple, el cáncer, el alzheimer, el sida o el estrés hasta una simple migraña.